# 共感する脳

他人の気持ちが読めなくなった現代人

有田秀穂

*Arita Hideho*

PHP新書

# 共感する脳　目次

プロローグ　共感性を失った現代人



第1章　共感脳の発達

## 第2章 脳と共感性

第4章　感情や意欲と脳の関係

## 第5章　涙を流せば共感脳が活性化する



## 第6章　共感脳を活性化する生活

プロデュース——荒井敏由紀

プロローグ

# 共感性を失った現代人

## 人間関係の根底にある「共感性」

いま、他人の気持ちを思いやることができない、他人の立場に立ってものを見たり、考えたりすることができないといった人たちが増えているようです。つまり、自分のことしか考えられない人が多くなっているのです。社会の中で日々起こっている事件などを見ると、そう強く感じざるをえません。

さらに最近、学校や職場などで、場の空気を読むことができず、浮いてしまうという人たちが多いと聞きます。こういう人たちも、周囲の人たちの心の動きをつかめないのです。

現代人は、仕事、人間関係をはじめ、さまざまなストレスにさらされて生きています。そんな生活の中で、「人を思いやることなどとてもできない、自分のことだけで精一杯だ」というのもわからなくはありません。

しかし、いつの時代でも、その時代なりに強いストレスはあったのです。そして、人間が人間たるゆえんは、集団生活の中で、どのような状況であれ、人との関係を支えにして生きてきたことといえます。

人間には本来、周囲の人たちや相手の人たちの心の動きを察知する能力があります。だからこそ、人間は集団で生活することができたのです。

人間関係の根本にあるのは、共感性です。他人の悩み、苦しみ、悲しみを理解し、自分のことのように悩んだり、苦しんだり、悲しんだりできる、また、他人の喜びを自分のことのように喜ぶことができる能力です。もちろん、実際に当人のように喜んだり悲しんだりまではできないにしても、その人の立場に立って想像して、その感情を理解できる能力が私たちにはもともと備わっているのです。

それが「共感力」であり、その能力があるからこそ、私たちは相互に理解し合ったり、愛し合ったりすることができるのです。

その共感力を支えているのは、いちいち言葉で表現しなくても、相手のことがわかるという能力です。ところが、現代では、言葉できちんと表現しないとわからないようになってしまったのです。

## 言葉だけのコミュニケーションに偏った現代

最近では、いかにうまく自分を表現して高く評価されるかが大切で、そういった技術が偏重される傾向があります。きちんと自分をアピールしないと、仕事の評価もしてもらえないし、人からわかってもらえないという風潮です。たしかにそれも大事ですが、自己アピールすることをあまりに強調しすぎているようです。

自分を主張しすぎると、いろいろな面で人間関係がギクシャクします。自分が正しいとばかりに声高に主張する人が増えています。また、人の気持ちはまったく斟酌《しんしゃく》しないのに、自分の気持ちは理解してほしい、自分の痛みはわかってくれて当然だとばかりに、自分の側の都合ばかりを振り回す人も多く見かけます。

このことは、日本が自分の権利ばかり主張して、何かというと法的手段に訴えるアメリカのような社会になってきたことと軌《き》を一にしているようです。医療訴訟が増えて医療現場が混乱しているのも、そうした傾向の一つの表われではないでしょうか。

たしかに、医療ミスなどはあってはいけないことですが、まったくミスを犯さないことは、人間にとって不可能でしょう。訴訟社会が進行すればするほど、一生懸命に治療に当たる医師や病院側を萎縮させ、最大限の力を注がずに、安全で適当なところですますような治療になりかねません。

また教育現場でも、自分の子どもの権利や都合ばかりを主張する保護者が多くなり、事情のいかんにかかわらず、ちょっとしたことで教育委員会など公の場に訴えるケースが増えています。

たとえば、生徒が部活指導中に事故に巻き込まれたりしたら、先生の管理責任が問われることになってしまいます。生徒のためを思って一生懸命にやっている先生のほうが、何もやらない先生よりも、訴えられたり責任を負わされる可能性が高くなっているのです。それなら、部活指導などは極力ネグレクト（無視）したほうがいい、余計な仕事などはしないほうがいいということになっていきます。

こうした、大声で主張したほうが勝ちという世の中の風潮も、共感性が欠如した社会を反映しているのではないでしょうか。

その背景には、現代人のコミュニケーションが言葉だけに偏りすぎてきたことがあります。人間には言葉に出していちいち主張しなくても、相手の心がわかる共感能力がもともと備わっているのです。ところが、主張一点張りの世界では、そうした共感性が失われてしまいます。

本書では人間の共感性、共感力を支えている脳の働きを「共感脳」と呼んでいます。現代人に共感力がなくなってきているということは、いまの社会や環境が、共感脳を十分に発達させないようになっているともいえるのです。そのことについては、本書の中で、おいおいお話ししていくことにします。

## 非言語コミュニケーションが読み取れなくなっている

共感脳において大きな役割を果たしているのは、非言語コミュニケーションです。その非言語コミュニケーション力が弱くなってきたことが、共感性が失われてきた大きな理由です。

コミュニケーションとひと口でいっても、二種類あります。一つは、言語によるコミュニケーションです。もう一つが非言語コミュニケーションです。表情、仕草、声の調子、態度などによるコミュニケーションです。

普通であれば、私たちは、幼い頃から成長とともに非言語コミュニケーション能力も育ってきます。非言語コミュニケーション能力があるからこそ、いちいち言葉で表現しなくても、相手の表情や声の調子、身体のちょっとした動きなどの変化で相手の心を読むことができるのです。

表現された言葉の意味だけでなく、「この人は言葉ではこんなことを言っていても、反対のことを考えているな」などと、その表情や態度から読むこともできるのです。そして、それはそれで立派なコミュニケーションなのです。

ところが、現代人は、だんだんと非言語コミュニケーションができなくなっています。言葉によるコミュニケーションだけに偏りすぎているからです。もちろん全然できないわけではありませんが、社会的に言語中心、論理重視になっているので、直感で読み取る能力が低くなっているのです。

しかし、表現された言語だけで、人間がうまくコミュニケーションをとれるかといえば、そうではありません。

非言語コミュニケーション能力とは、相手の本音を読み取る能力でもあるのです。ところが、言語だけに頼ると、言外の本音を読み取ることができなくなります。それが場の空気を読めない人が増えているということに結びつくのです。

もともと日本人は、「表と裏、本音と建前」という言葉があるように、言葉として表現される建前と、言葉には表現されていない相手の本音を、きちんと分けて読み取ることがうまかったのです。そうした能力が鍛えられたのは、私たちの文化に伝統的な能や禅の世界があるように、非言語コミュニケーションに重きを置いてきたからです。

ですから、日本人は一般に「場の空気を読む」のがうまかったのです。たとえば昔の日本の政治家の中には、必ずしも言葉で論理的に説明しなくても、人柄や雰囲気などで、十分に自分の意図を伝えることができた人もいました。しかし、西欧の政治家は弁が立ち、説得力があり、論理的に自分を相手に理解させる技術がなければなりません。日本も西欧化が進み、いまでは弁が立たないと政治家としては失格というようになっています。

言葉に出さなければわからないのでは、親子関係でも、極端な話、子どもが「お腹が減っている」と言わなければ、お母さんはご飯の支度をしないということになりかねません。

実際には、そんな母親はほとんどいないでしょう。

しかし、子どもの態度、様子などをきちんと読み取って、学校でどんなことがあったのかがわかるという点では、どうでしょうか。いまの母親たちは専業主婦が少なく、外で働いている人たちが多いようです。そのため、忙しいこともあるのでしょうが、子どもの本音がわからなくなっている親が多いのではないでしょうか。学校でいじめにあっていても、子どもが自殺に追い込まれるまでわからないようなことも起こりえます。言葉で表現しないとわからない、理解し合えないということが、家庭の中にも入り込んでいるように思えるのです。

## 子どもに愛情を注げない母親

普通、一緒に生活していたり、一緒に長い時間を過ごしていれば、いちいち言葉に出さなくても理解できるということがあります。相手の表情や態度を見ていれば、相手がいま機嫌がいいのか悪いのか、何か悩みを抱えているのかどうかなど、わかるはずです。ですから、一緒に過ごす時間が長い家族などは、あえて言葉で表現しなくても、心を通じ合わせることができるのです。

ことに子どもが幼いときの母子関係は密接です。また、母親は子どもに愛情を傾け、その様子にいつも注意を払っています。ですから、子どものちょっとした変化が敏感にわかるのです。

ところが、いまは幼い子どもとの関係でも、非言語コミュニケーションが読み取れない母親が多くなっているようです。自分の子どもを殺してしまった母親の事件がありましたが、そうした母親などは、非言語コミュニケーションを読み取る力が低く、共感力が育っていなかったのではないでしょうか。

そのもとには、母親自身が共感力が発達するような育て方を親からされなかったことがあるのかもしれません。そのために、自分の子どもに愛情が注げなかったとも考えられます。

これはサルの実験ですが、母ザルと分離され集団の中で育てられて大人になったサルは、自分が子どもを産んでも、子どもを抱くこともせずにほったらかしにしてしまい、子育てができないのです。このように育児放棄するのは、共感する脳が十分に育たなかったからです。

そのサルではありませんが、子育てを放棄する、極端な場合には自分の子どもを殺してしまうような母親は、子どもに対して情をかけるという脳がつくられなかったと考えられます。多くの人はそれを鬼のように言いますが、そういう母親は自身がかわいそうな育ち方をしていたと見ることもできます。

育児放棄ほど極端ではありませんが、現代では、育ってきた母子関係の中で共感脳をきちんと発達させることができずに、自分が親になっても、子どもの非言語コミュニケーションをうまく読み取ることができない、子どもに共感できない人が増えているのかもしれません。

大切なことは、成長段階で非言語コミュニケーションを発達させる環境にあるかどうかです。

いま述べてきたように、コミュニケーションをとるためには、言語と非言語の両方から読み取ることができなければならないわけですが、言語だけに偏りすぎているために、表情、態度、声のトーンなど、さまざまな情報から読み取るという非言語コミュニケーション能力を十分に発達させにくい環境になっているわけです。それが現代社会の問題です。そして、いまの社会環境、インターネットや携帯電話の急速な普及が、私たちの共感力をいっそう低くしているのです。

本書では、非言語コミュニケーション能力をはじめ、社会的に人と共感する脳の機能を「共感脳」と呼んでいますが、現代では共感脳が発達しにくく、機能しにくい社会になっているのではないかと危惧《きぐ》しているのです。ですから、もし共感脳が十分に機能していないとしたら、どうすれば共感脳を強化できるのか、大人になってからでも遅くはない、共感脳を鍛える方法についても、考えていくことにしたいと思います。

# 第1章 共感脳の発達

# 1　共感脳の生後発達

## 共感力の前提とは

「共感力」といっても、人によって解釈は違うかもしれません。ここで私が取り上げる「共感力」について定義しておくと、「他者の経験を理解し共有する能力」ということです。共感することの前提として、自分と他者が必要です。自分一人だけで生きているのであれば、共感することは必要ないわけです。もちろん、広い意味で解釈すれば、自然との共感、動物との共感ということも可能です。人里を離れて一人仙人のような暮らしをしている人は、周囲の自然との共感を支えに生きているのかもしれません。また、孤独な高齢者などは、ペットと共感することを生きる支えにすることもできるでしょう。

そうした自然との共感、動物との共感ということについてもあとで少し触れますが、まず共感というときには、人間同士の共感を考えてください。

ですから、共感することの前提としては、自己と他者の区別がきちんとできていなくてはなりません。自分は人とは違うのだという自己意識があるからこそ、他者という存在があることもわかるのです。そして、その他者を理解することができ、自己と他者の間に感情の交流があるからこそ、共感が起こるわけです。

私たち人間は一人では生存できない存在です。そういう意味で人間は社会的生き物といわれますが、社会的存在として生活していけるかどうかは、他者とのコミュニケーション能力がきちんとあるかどうかにかかってきます。ですから、自己と他者とを区別する能力、そして他者を理解する能力が、人間が生きていくうえで不可欠なものとなるのです。

共感力として、コミュニケーション能力とともに必須なのは自らの情動体験です。他者の情動体験を理解するためには、人の感情体験や気持ちを自分のものであるかのように感じることができなくてはなりません。相手の感情を想像することができなくてはならないということです。

自分が「悲しい」とか「苦しい」といった体験がまったくないとしたら、相手が悲しい感情を抱いていても、苦しい思いをしていても、その気持ちを想像することはできないでしょう。相手と同じような大きな苦しみや悲しみではないとしても、多少は苦しみや悲しみの感情体験があるということです。

相手の感情をその場で実際に自分で味わうわけではないので、それは「擬似体験」といっていいでしょう。その擬似体験できる能力が必要なのです。

それは言葉を通して知識などを共有するというのではなく、相手の喜怒哀楽のいろいろな気持ちを、自分が味わっているかのように思える能力です。そのためには、幼い頃からの自分の情動体験の積み重ねが必要です。

もう一つ必要なのは、真似をする、模倣するという能力です。あとで詳しくお話ししますが、人間が育つうえで模倣する能力は大切な能力です。

自己と他者の区別がきちんとできていること、自らの情動体験が豊かであること、模擬体験できるという能力、その三つが人と共感できるための前提です。

## 生まれたばかりの赤ん坊と母親のコミュニケーション

まずは非言語コミュニケーション能力がどのように発達するのかをお話しすることにし

ましょう。

私たちはコミュニケーション能力として、言語能力と非言語能力を持っています。言語能力については、生まれたばかりの赤ん坊が少しずつ言葉を覚えていき、三歳くらいで飛躍的に言葉が達者になり、小学校に上がるくらいの年代になれば、ほとんど不自由なく大人と話せるようになります。

言葉を話せない段階の赤ん坊のコミュニケーションは、泣いたり、笑ったり、手足をばたつかせたりといった行動で、情動を直接伝えます。自分が心地よいか悪いのか、つまり快・不快を身近な人（母親）に伝えるのです。お腹が空いている、お尻が濡れて気持ち悪い、どこかが痛いなど、不快なことはすべて泣いて訴えるわけです。

母親は、赤ん坊が泣いたら、お腹が空いているのではないか、お尻が濡れているのではないかと、お乳をあげたり、オムツを替えたりします。母親は赤ん坊のメッセージを敏感に汲み取って、それに応じてその欲求を満たすようにするわけです。そして、赤ん坊は欲求が満たされて快いときには、ご機嫌に笑い、安心して眠ることができます。

母親の側が赤ん坊の状態につねに敏感に、その欲求を感じ取ろうとしているように、子どもの側でも、母親の心の状態を、まだ言葉が理解できない状態であっても敏感に察知します。母親の態度や顔をつねに見ているのです。笑って話しかけてくれているのなら、相手が楽しいのだろうと感じ自分も笑いますし、お母さんが叱ったり、不機嫌な態度を示せば、怒っているのだろうと察し、自分も不快を感じるのです。

このように、母子は言葉を交わさなくても、非言語コミュニケーションを通じてお互いに喜怒哀楽を伝え合っているのです。

つまり、私たちが生まれてすぐに母親との間で相互にコミュニケーションをとることができるのは、おもに非言語コミュニケーションによるわけです。人間には言語以前に、まず非言語コミュニケーション能力があるのです。

## 赤ん坊と母親は呼吸を合わせて共感する

赤ん坊の非言語コミュニケーション能力は、生まれたときからすでに備わっている能力なのです。

赤ん坊は自分の内的な欲求を出すばかりではなく、母親の心の状態を読んでいるのです。

赤ん坊は母親に抱かれその肌のぬくもり、呼吸を感じ、母親が穏やかな呼吸をしていれば、赤ん坊も安心して穏やかな呼吸をするし、母親が何か心配事などがあって荒い呼吸をしていれば、赤ん坊も不安を感じたりするのです。言葉がわからなくても、母親がいま喜んでいるか怒っているかなどを、呼吸と肌の接触を通じて感じ取ることができるのです。

このように、母と子の共感は、子どもが母親に抱かれて、母親の呼吸、声の調子などを感じるところからはじまります。ですから、母子のスキンシップが大切なのは、肌と肌の触れ合いということもありますが、赤ん坊が身近に母親の呼吸を感じることができるからです。そして母親のほうも、肌を合わせ、呼吸を合わせることで、子どもがいまどう感じているかがわかるのです。

呼吸を合わせることは、「阿吽《あうん》の呼吸」という言葉があるように、気が合うこと、共感することです。

赤ん坊のときは別として、親と子が呼吸を合わせるというのは、どんなときでしょうか。一緒に活動する、スポーツをするときには呼吸を合わせています。たとえば、幼稚園などで、親子が一緒になって綱引きをするとき、「ワッショイ、ワッショイ」と一緒になって掛け声をかけて力を入れて綱を引きますが、このときには、呼吸を合わせるために掛け声をかけているのです。お祭りでみんなとお神輿《みこし》を担《かつ》ぐときに「ワッショイ、ワッショイ」と掛け声をかけるのも、呼吸を合わせるためです。

呼吸を合わせることで、親子にかぎらず、仲間とも共感でき、仲良くなるのです。そのときに共感脳が活発に働いて、人と打ち解けて安らぐことができるのです。

サッカーの応援などで、サポーターがみんなで一緒に大声を出して応援したり歌ったり、踊ったりします。終わると気分がすっきりします。それは、一緒になってお神輿を担いだり、綱引きをしたりするのと同様に、みんなで呼吸を合わせているからです。そこで他者と共感ができるからです。そのことが、自分にとってはストレス解消になり、癒しにもなるのです。

このように何かを一緒にやろうとするときには、大人になっても、呼吸を合わせます。

私たちは普段の生活で忘れがちですが、人と呼吸を合わせるということには、大切な意味があるのです。母子が非言語コミュニケーションを円滑にとれるのは、無意識のうちに相手の呼吸と合わせているからです。

## スキンシップとグルーミングが大切

もう一つ、非言語コミュニケーションを円滑にするために大切なことがあります。それはグルーミングです。グルーミングとは動物同士の一種の癒しの行為です。サル同士でお互いに毛づくろいしますが、それがグルーミングです。お互いにグルーミングし合うことで、ヒーリング効果があるのです。相手の身体をさすったり、とんとんとたたくことで、グルーミングしているのです。

母親が赤ん坊の身体をとんとんと軽くたたいてやるのは一種のグルーミングで、それが共感脳の発達に重要なのです。すると、子どもは心地よくなり、安心して眠ることができます。

肩たたきもグルーミングの一つの変形です。別に強くたたかなくても、交互に左右の肩に触れることを一定時間繰り返していると、心が安らいで、気持ちよくなって眠くなるのです。それは身体だけでなく、心も癒されるからです。

こうしたグルーミングを様式化したものに、「タッピング・タッチ」というものがあります。タッピング・タッチとは、指先の腹のところを使って、軽く弾ませるように左右交互に優しくたたくことを基本としたケアの方法で、それによって心と身体の緊張がほぐれるのです。

そうして指先でたたくだけで癒されます。実際、私は時折、年老いた母の背中をタッピング・タッチでたたいてやることがあります。そんなとき、多少認知症が進行しつつある母が「ああ、気持ちがいい」と言ってくれます。

自分で自分の身体をたたくこともできますが、相手をやさしくたたくことで、二者の間で共感が成り立つのです。

共感脳を担っている非言語コミュニケーション能力は、赤ん坊の頃から母親と呼吸を合わせながら育てられて、グルーミングやスキンシップを通じて発達していくのです。

さらに、あとで詳しくお話ししますが、母親の真似をすることからはじまる模倣という行為によって、大きく発達していきます。

子どもをかわいいと思えない、共感が湧かない、そのために子どもを育てられないという母親たちがいます。さらには、子どもを虐待する母親までいます。母子が分離されてしまうと、子どもの不安が高じることになりますが、そのように子どもに共感できない母親に育てられたとしたら、子どもが安心できないのは当然です。根本のところで、人に対する信頼感、共感力が育たないのです。

母親の側に子どもをかわいいと思う共感力がないと、スキンシップしたり、呼吸を合わせることができないのです。問題なのは、最初の頃の母子関係です。

## 非言語コミュニケーションから言語コミュニケーションへ

赤ん坊の非言語コミュニケーション能力は、母子関係の日々の積み重ねの中で発達していきます。そのコミュニケーションの内容はおもに喜怒哀楽です。

非言語コミュニケーション能力の発達と同時に、一歳くらいから言語能力の発達も著しくなり、言語能力の発達が対人関係を広げることにもなります。母親との間だけでなく、父親、きょうだい、あるいは祖父母、近所の人たち、同年代の友達との付き合いと、その関係は広がっていき、それとともに言語、非言語ともに、コミュニケーション能力をさらに発達させていくわけです。

言語によるコミュニケーション能力が発達するにつれて、非言語コミュニケーションにあまり頼らなくなります。その年代が六歳前後でしょう。小学校に入る頃には、一応普通に会話できるようになり、言語によるコミュニケーションでいろいろなことができるようになっています。

本来であれば、言語コミュニケーション能力と非言語コミュニケーション能力がバランスよく発達していけばいいのですが、言葉によるコミュニケーションが主体になっていくために、どうしても非言語コミュニケーションがおろそかになっていくといえるかもしれません。

しかし、普通に発達していれば、子どもは同時に非言語コミュニケーション能力も十分に身につけていくものです。子どもが自他の区別がつくようになるとともに、身近な人のやることを見て、模倣をすることによって、非言語コミュニケーション能力は、さらに発達していくからです。

# 2 模倣を通じた心の発達

## 模倣することで、自他の区別がつくようになる

生まれたばかりの赤ん坊は自他の区別がついていません。

赤ん坊は、最初は自分の顔すら認識できません。鏡を見ても、これが自分の顔だということがわかりません。それがだんだんと、この顔が自分の顔だとわかるようになり、人の顔と区別がつくようになります。そして、どうやら名前を呼ばれているようだが、それが自分の名前らしいということもわかってきます。

それらが記憶として蓄積されていくことによって、自分とはこういうものらしいと、「自己」がつくられていくのです。そのためには、まずは母子関係が大切です。それが父親やきょうだいなどの家族関係、さらに友達との関係へと広がっていきます。友達との関係では、たとえば自分は足が速いとか遅い、けんかが強い弱いなど、自分の特性や性格も

はっきりと出てくるようになり、自己というものが形成されていくわけです。それがほぼわかってくるのが、幼稚園から小学校に入学する年代でしょう。

基本としては、まず母子関係があり、ついで家族関係、そして友達など社会の中の関係へと進むわけです。その中で、自己と他者があるとわかってくるのです。

このように成長とともに自己と他者の区別がつくようになるにつれて、情動体験を積み重ねていくことになります。

情動についても、人の模倣をすることによって、その体験を広げていくことができるようになるのです。人の動作の真似、たとえば話し方を真似する、歌い方を真似するなど、真似することによって、真似する対象の人がどんな気持ちで、どんなイメージでやったのかを、想像することができるのです。

あとで詳しく説明しますが、模倣するときに働くのは、脳のミラーニューロンという神経です。模倣してそのミラーニューロンが働いたときには、模倣している人は模倣されている人の状態をある程度イメージ（追体験）しているのです。話し方でも歌い方でも、その人がどういう感情を込めてその動作をしているかを、意識せずとも何となくイメージしています。

子どもの発達を考えると、幼い子どもは、お兄ちゃんやお姉ちゃん、親の真似をして育つわけです。それによって、運動能力や言語能力が育つと同時に、相手の心も読めるようになるのです。

子どもがいろいろなことを覚えていくのは、このように模倣によるのです。子どもはお母さんの表情を見ながら、お母さんの言葉を真似て、言葉を覚えていきます。また、年上のきょうだいがいれば、その真似をして、いろいろなことを身につけていきます。

模倣することによって、言葉などいろいろなことを覚えていくわけですが、そうしたスキルだけでなく、同時にお母さんの心、きょうだいの心の状態も汲み取るようになるのです。

相手が笑えば自分も笑うのは、相手の気分を察するということもありますが、模倣を通して相手の情動を体験しているのです。つまり、相手の気持ち、心がわかるというわけです。そこに共感の原点があるのです。

## 模倣することで、自己と他者が育つ

また、お兄さんの真似をすることによって、お兄さんにはできることが自分にはできないとわかったりもします。そこで、相手にはできるけど自分にはできないといったことで劣等感も生まれるし、逆に、自分ができることが相手にはできないことによって優越感も生まれるわけです。

そういう体験をいろいろと積み重ねることによって、自己と他者の区別もはっきりとできるようになり、自分の特徴、自分の好みといったことも認識していきます。

そして、模倣するときに、同時に自己という概念も身につくのです。他人を模倣することによって、子どもは相手を意識すると同時に自分というものの存在を感じることができるようになります。模倣する対象である他者がいて、それを模倣する自分というものが存在するわけです。

人の真似をすることは、他者が自分の中に入ってくることにもなります。模倣することで、自分の中に他者のいろいろなものを取り入れながら、他者と自己とは違うものだということが、脳の中に自然に入ってくるわけです。つまり、人は模倣を通じて、自己と他者を認識するようになるといえるのです。

それによって、自分の脳の中に他者をつくっていくことになります。同時に自己がつくられていくのです。というのは、相手がやっていることとまったく同じことができるわけではないので、模倣しながら、自分は相手と違うということがどうしてもわかってくるからです。

他者と自分とは名前が違うだけではなく、顔も声も性格も、そして運動能力なども違うことがわかってきます。自分の中で他者が育ってくることによって、自我が出てくるのです。生まれてから最初の他者は母親です。そして、父親、きょうだい、周囲にいる友達へと広がっていきます。

他者と自己という概念が脳の中にできるとき、同時に周囲の人間と適当に折り合いをつけないと生きていけない自己というものもわかってくる、すなわち社会性が育ってくることにもなります。それと同時に、自我が少しずつできてきますが、それが三〜四歳頃です。

ですから、模倣、すなわち真似からすべてがはじまるといってもいいのです。真似をするという行為によって自己と他者があることがわかるのであって、自己と他者があるということがわかって真似をするのではありません。

模倣を通じて、自己と他者があるということがわかってくることにより、共感脳がきちんと発達していくことになるのです。

## 模倣することで、相手の気持ちを読めるようになる

もう少し、模倣、すなわち模擬体験ということについて、説明しましょう。

模倣するというと、すぐに声帯模写やもの真似、あるいは絵画の模写などを思い浮かべるかもしれません。たしかに、意識的に人の真似をしたり、模写をすることもそうですが、私たちは、模倣しようという意識がなく、日常的に模倣しています。

模倣するためには、自分だけでなく相手が必要です。真似をする対象である相手の行動や言葉の奥には、必ずその人の心が含まれています。模倣することによって相手と同じ体験をすれば、そのときの相手の気持ちが何となくわかるのです。ですから、相手の言葉や表情、行動を真似しながら、その言葉を発したとき、その行動をしたときの心、すなわち

意図や欲求も読み取っているのです。

言語だけでなく、非言語でも、模倣することによって相手の意図や欲求など、相手からさまざまな情報を取り込むことになるのです。ですから、相手と似たようなことをすることで同じような気持ちになれるのです。

たとえば、もの真似タレントのコロッケが美空ひばりの真似をするときの場面を思い浮かべてみてください。

コロッケが一生懸命に真似るときに、歌い方だけでなく、身振り手振り表情までも真似しています。そのときにコロッケは美空ひばりの表情や声だけではなく、おそらく美空ひばりの心までも汲み取ろうとしているはずです。それによって、真似をする中で、コロッケは、美空ひばりの心の状態までも感じ取っているのです。そこでコロッケは初めて美空ひばりの心に共感できているのです。

つまり、コロッケは、真似を通じて、美空ひばりの心、情動を追体験しているわけです。真似が真に迫るときには、共感することで、相手の心に触れるところまでにいたるのです。そこが模擬体験の重要なところです。

また、絵が上達するためには、名作を模写、模倣することが必要です。模写しているときに、どこまで名作の絵に肉薄できるかは、それを描いた画家の心の状態が見えてくるところまで到達できるかどうかにかかっているといわれます。

もちろん、最初は形を模倣しているだけです。しかし、それだけでは、外形をなぞるようなものしか描けません。深く模倣しようとすると、それを描いた人の心、たとえば、なぜこういうところにこの色をつけたか、この情景を描かなければいけなかったのかというところまで入っていかざるをえません。そこまでいくと、他者の心の内容が見えてくるわけです。つまり、相手の心が読めるわけですが、それが共感に通じることになるのです。

## 母親の役割と父親の役割の違い

三歳頃までは母子関係が基本で、そこから父親との関係も確立され、さらにきょうだい、友達との関係にまで広がり、他者というものが自分の中に入ってきて、自己と他者の区別がつくようになります。それとともに、社会性が身についていくと考えられます。

ですから、お母さんとの関係だけでは、あまり他者は意識しないのですが、お父さんに叱られたり、きょうだいとけんかなどをして、折り合いをつけることを繰り返す中で、他者を意識するようになり、他者と一緒に生きていかなければいけないのだと、だんだんわかるようになるわけです。

そのときに、お父さんの役割は重要です。お母さんの役割は、共感のコアになるベースをつくりますが、社会の中で折り合いをつけなければいけないというときに、その折り合いをつける枠のようなものをつくるのが父親との関係です。

ですから、私は父親が果たす役割は、子どもが三歳くらいまでよりも四〜六歳のぐらいのときに重要になると思います。

本来であれば、男と女は脳も違いますし、果たす役割も異なっています。歴史的に見れば、父親と母親の役割は明確に違っていました。父親（男性）は外に狩に出て獲物を取ってくる、母親（女性）は子どもの面倒を見たり、食事の支度をする。脳がそれに合わせてできていたわけです。

しかし、現代では、母親も父親と同じように外で働くようになりました。仕事の種類などは、男女で違いが少なくなっています。仕事のうえで、男性らしさも、女性らしさもかえって邪魔になることもあるでしょう。

共働きといっても、家に帰れば、家事、育児での負担はまだまだ女性のほうが重いかもしれませんが、男性もそれなりに負担している家庭も多くなっています。ことに若い世代では、だんだんそうなってきているのではないでしょうか。そこで、父親も母親と一緒に母親的な役割を果たすようにもなっています。

ですから、育児も半々であれば、父親もオムツを替えたり、ミルクをあげたり、抱いて語りかけたりといった、子どもにとっての母親的な役割を果たさなければなりません。

なかには、母親が外に働きに出て父親が家事や育児を分担するという家庭もあります。そのときには、父親が母親的な役割の半分以上を果たし、母親が父親的な役割の多くを果たしているのかもしれません。

ただし、男性はもちろん母乳をあげることができませんから、その部分はいくら母親的役割を果たそうとしても無理です。またスキンシップにしても、男性のごつごつした体や皮膚の感触は、母親とはどうしても違います。

それ以外の部分では、たしかに父親であっても母親の役割を果たすことができます。同様に、母親であっても父親的な厳しさでしつけることもできます。しかし、母親が母性的なやさしさと父親的な厳しさをともに備えるというのは難しいことです。

いずれにしても、現代では、両親が協力してともに母親的役割と父親的役割の部分部分を分担しているような家庭が多くなっているようです。すると、子どもにとっては、お父さんとお母さんの区別がつきにくい状況になるかもしれません。

父親が本来は母親の役割を担うにしても、三歳くらいまでの子どもにとって、母親的な役割はとても大切です。それと同様に、父親的な役割も大切なのです。どちらが母親的役割、父親的役割を果たすかは別として、私は三歳までは母親的な役割が子どもにとっては重要で、三歳以上になって、父親的な役割が大切になってくると思います。

少し前までは、父親が仕事で忙しく、子どもの育児にほとんど携わらず、すべて母親任せになってしまい、そのために家庭の中での父性が欠如するという問題が指摘されていました。そんな家庭では、母親が父親的な役割も同時にこなさなければいけなかったわけですが、どうしても子どもに社会性を育むことが難しかったのです。

いまは若い父親たちが子どもの育児に携わるようになってきました。以前のような父性欠如という問題は変わってきていると思います。むしろ、父親も母親も中性化してきて、厳しい父性が発揮しにくくなっていることが問題かもしれません。それによって、やはり子どもの社会性が育ちにくいという面があるように思われます。

社会性とは、他者を自分の中に取り込むことですが、きちんと他者を自分の中に取り込めないと、社会の中で生きていく人間としての能力が十分に育てられないまま成長していくことにもなりかねません。父親が育児の役割を担うのはよいことなのですが、父親には母親とは違った役割もあるのだということも意識していただきたいところです。

## 自他の区別ができると社会性ができてくる

自他の区別がつくようになり、自我がめばえてくると、きょうだいや友達同士などの他者との間に利害の相違が生まれ、そこでけんかが起こります。けんかというのは、社会性が身についてくるからこそ、起こるのです。あるいは、けんかを通じて、社会性を学ぶということもできます。

たとえば、子どもが何か悪いことをして母親が叱ったとします。そのときに、子どものほうでは、それまで自分のわがまま、自我を通しても母親が何も言わなかったのに、そのことによって怒られることで、母親に抱いていた信頼感が崩れます。しかし、母子の間にはそれまでの信頼関係が成り立っていますから、一度壊れてもすぐに修復することができます。

母親が自分の気持ちを十分に汲んでくれているという信頼関係ができているからです。だから、自我を出し切るようなわがままをするのですが、叱られることで、「これはやってはいけないことだ」「これは母親の信頼を裏切ることだ」と、子ども心にも何となくわかるのです。

子どもがわがままを言ったり、悪いことをして、親がものすごく怒ったとします。子どもはぎゃんぎゃん泣き叫ぶでしょう。それでも、一時間もたてば、子どもながらに、親がなぜそれほど怒ったのかを理解するわけです。そこで自分の自我を通せないことがわかります。このままではご飯を食べさせてくれないらしいといったことでもいいのです。そこで、親に謝らなくてはいけないらしいと理解し謝るでしょう。

そういうことを積み重ねて、子どもは一人では生きられない、他の人たちと折り合いをつけなければいけないのだと学んでいきます。子どもは子どもなりに、感覚的に、一人では生きていけないのが人間だとわかってくるのです。どんなに自我を強く主張し、自分の主張を通したくても、相手とぶつかったり、けんかになったときに、折り合いをつけないと生きていけないということが自然にわかるわけです。

自我だけでは通らないということを理解して、わがままを切り替える能力をつくっていきます。つまり、自己があって、他者があって、その間にけんかが起これば、そのときは折り合いをつけていくという現実的な対処の中で、共感性、社会性が育っていくわけです。

母子関係がまず最初にあって、それから、父親、きょうだいなど家族、幼稚園などコミュニティの友達関係と人間関係が広がっていくにつれて、私たちは共感力を育てていくのです。そこで母子関係から友達関係という社会的関係への橋渡しをするうえで、いま述べてきたように父子関係が大切なのです。そして普通に育てば、自然に健全な共感力が身についていきます。

こうして、言語コミュニケーション能力を身につけながら、同時に非言語コミュニケーション能力も発達させることで、相手の心を読む能力を育てていくのです。

第2章

# 脳と共感性

# 1 自己意識、他者意識と脳——模倣するとき脳のどこが働いているのか

## 脳細胞は十歳でできあがる

脳の発達という視点から見ると、脳にはいろいろな種類の神経細胞があり、その数は約百五十億個です。それぞれ差はありますが、十歳くらいまでに脳の神経細胞はできあがるというのが定説です。たとえばセロトニン神経は六〜七歳までに、言語脳や運動を司る脳細胞は、ほぼ十歳前後に完成するといわれます。

十歳前後になれば大人の脳に近いものになります。脳細胞の発達といっても、脳の神経細胞の数は生まれたとき（生後一〜二ヵ月）には、ほぼ大人と同じ数です。発達するというのは、神経と神経のつながりである回路網が発達するということです。

神経には、「髄鞘《ずいしょう》」という神経の鞘《さや》があります。それができることによって、神経の伝達が速くなるのです。神経の伝達が速くなるということは、情報伝達の処理能力が上がっ

ていくということです。

新生児の出産時の脳の重さは約四百グラム、それが成人になると千二百〜千四百グラムになりますが、大脳の神経細胞の数は基本的に変わりません。脳の重さが増えるのは、この髄鞘ができて、細胞間のネットワークが増えるからです。

つまり、十歳頃までに脳が発達するというのは、神経細胞と神経細胞のつながりがよくなって伝達が速くなり、回路網が発達するということです。ことに六歳頃までの発達が著しく、小学校に入学する前後には、脳はほぼできあがっていると考えていいでしょう。

ですから、言語能力、非言語能力、運動能力の発達という点から見ても、六歳くらいまでがとても大切だといわれるのです。

## 情動に関係するのは脳の扁桃体

人間には言語能力、運動能力、計算能力など、さまざまな能力があります。それぞれの働きが人間の脳の働きとどう関係しているかは、これまでの研究である程度わかってきています。共感力というときに問題になるのは、感情の働き、すなわち情動です。この情動の機能にかかわっているのは、大脳の下の大脳辺縁系（図1）というところにある扁桃体《へんとうたい》（図2）です。

扁桃体が情動機能に深いかかわりがあることがわかったのは、扁桃体に障害を与えられたサルが、本来はヘビを見たら非常に恐れるにもかかわらず、まったく反応を示さなくなったことからです。それらのことから、扁桃体に障害があると、怒りや恐れ、快・不快などの基本的な情動反応が欠如することがわかりました。

人間でも、残酷な場面など不快な情景や、性的な映像のような心理的に負担をもたらすものを見せると、扁桃体の血流量が増加する、つまり、扁桃体の神経活動が活発になることがわかっています。

扁桃体には視覚、聴覚、嗅覚、味覚などのさまざまな情報が集まります。その情報で扁桃体が興奮すると、視床下部に情報を送って、情動反応が表われます。同時に視床下部とつながっているドーパミン神経からドーパミンが出て、そのときの快感が好きだという感情を生み、扁桃体の細胞に記憶されます。

たとえば、サルはスイカが好物ですが、サルの扁桃体には「スイカ細胞」が存在してい

## 図１　脳の構造と機能

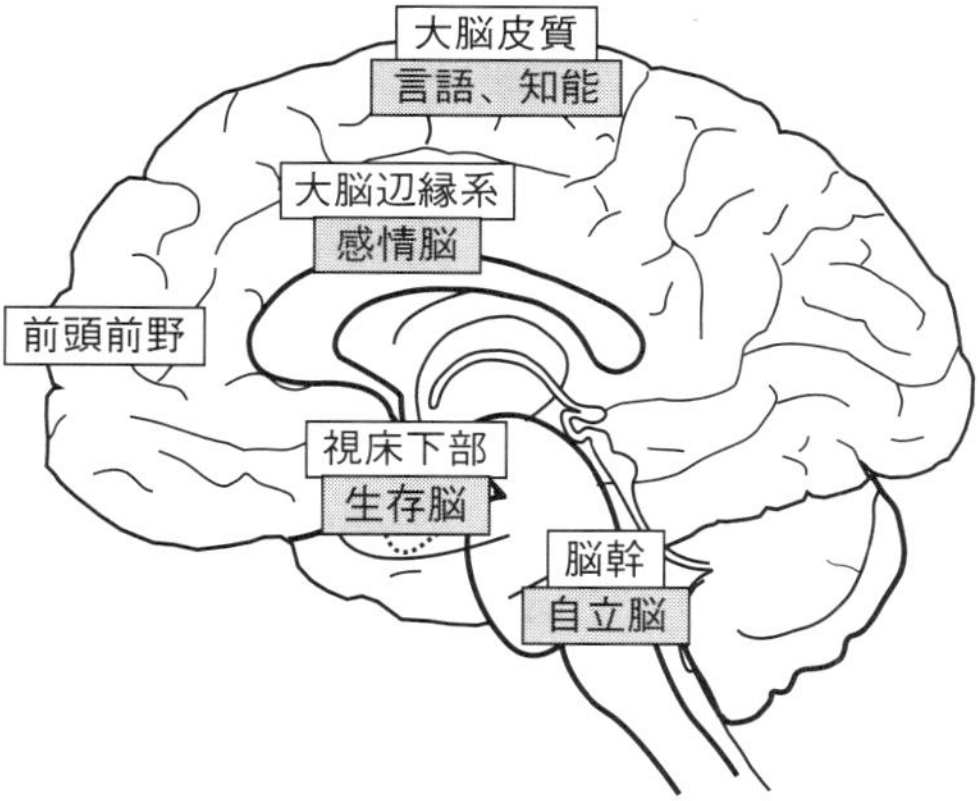


## 図２　扁桃体

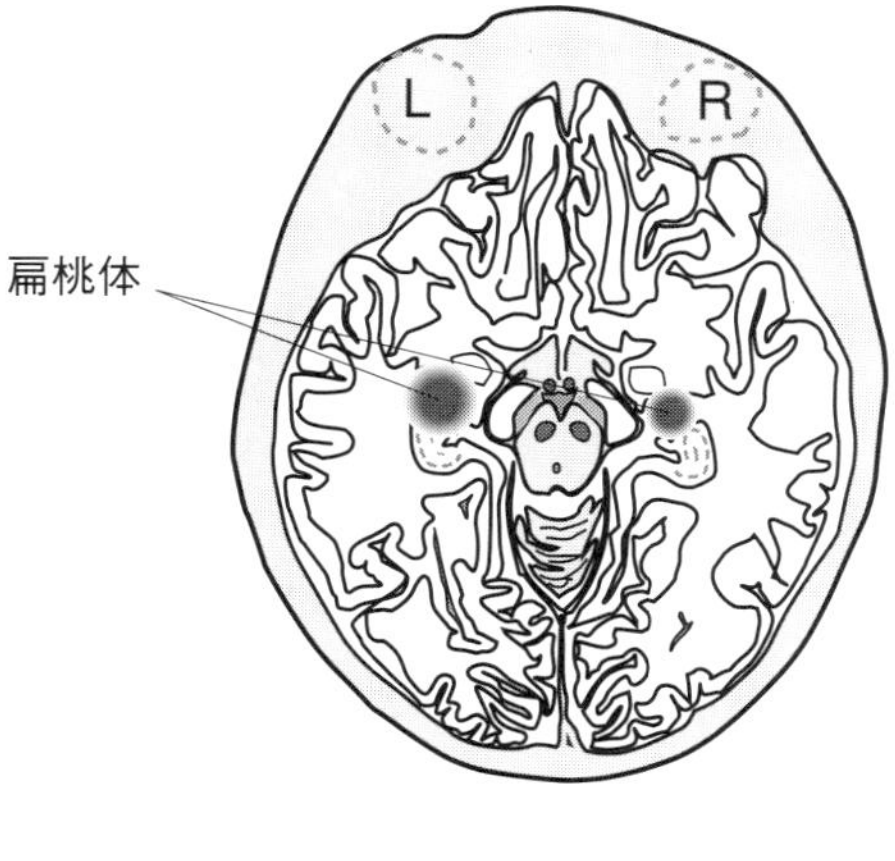


（völlmらより）

ることがわかっています。このスイカ細胞はスイカを見ただけで活発に反応します。

人間の扁桃体にも、このように好きな食べ物や好きな人の顔・姿・声や笑顔などに反応する細胞と、嫌いな食べ物や嫌いな人の顔・姿・声に反応する細胞があります。それが成長とともにたまっていくのです。

これらのことからわかるのは、人間の情動のもとは快と不快の二つの反応だということです。視覚、聴覚、味覚、触覚、嗅覚など感覚器で得られた膨大な情報が扁桃体を通り、そこで過去の記憶と照らされて「快＝好き」「不快＝嫌い」に分けられるのです。好きなことの場合には、ドーパミン神経からドーパミンが放出されることによって快感が起こり、快情動が生じるということです。

サルの実験のように、扁桃体が損傷すると、怒りや恐れ、快・不快などの基本的情動反応が欠如してしまうのは、扁桃体の好き、嫌いに反応する細胞が働かなくなるからです。すると、目の前にあるものが食べられるものか、食べられないものかの区別がつかなくなったり、普段なら恐れるような危険な敵にも平気で近づいて傷つけられるといったことが起こります。

## 模倣する脳――ミラーニューロンとは何か

それでは、模倣についてはどうでしょうか。最近になって、模倣をするときに、脳のある部位が働くということがわかってきました。それがミラーニューロンです。

このミラーニューロンの発見があってから、私たちの脳の発達における模倣の意味がはっきりとわかってきたのです。相手の動作を真似するときに動いている脳の場所があり、その神経細胞がミラーニューロンといわれるものなのです。

逆に、自分が真似されているときでもそこが動くのです。

それはサルの実験からわかってきたことです。専門的にいうと前頭葉にあるＦ５という領域が、サルが自分で運動するときに活動するだけでなく、人間が行なう同じ運動を見ているときにも活動するのです。イタリアのパルマ大学のリゾラッティらが見つけました。

その領域は運動情報を扱っているニューロンで、自分がえさをつかむ運動をするときにも活動します。また、人間がえさを指でつかむ動作を見ているときにも活動します。このときには、視覚刺激だけでも活動するのです。

なぜ人間の動作を見て活動したかといえば、それが自分が行なった動作と同じだとサルが理解していたからではないかと、リゾラッティらは推論しています。

そのとき、サルは脳の中にまるで鏡を持っているかのように、自分の頭の中で仮想的に、人間の動作を鏡に映して反復しているように見えます。そこで、このときに、活動する脳の神経システムを「ミラーニューロン」と名づけたのです。

ミラーニューロンの働きは、相手が行なっている動作を見て、相手の内的な状態を推定し、自分の運動機能を使って、それを再現しようとするのではないかと考えられるわけです。つまり、模倣するときに動いているのではないかということです。

ミラーニューロンが記録されたサルのF5は、人間ではブローカ野という部位に相当します。そのため、人間の言語機能との関係が議論されていますが、最近では、脳機能イメージングの研究で、人間でもサルと同様の回路が働いていることを示すデータなどが発表されています。

たとえば、人間に当てはめてみれば、人間が何かをつかむ動作をしようとしたときには、脳のある部分が活発に活動します。その部分が活動することによって、人間はつかむことを意識してつかむ動作を起こします。また、自分はまったく動かなくても、他の人が同じような動作をするのを見ているだけでも、同じ部分が活動するのです。それがミラーニューロンです。この働きがあるから、人間は他人の行動をあたかも自分がしているかのように感じることができるというわけです。

つまり、ミラーニューロンは、他者の行なっている動作を自分の頭の中で自分が行なっているかのような仮想的な運動に結びつけるわけです。それによって他者の行為と自分の行為を結びつけるのです。ですから、ミラーニューロンが、言語能力や他人の心を理解することを含めた非言語能力を発達させたりするうえでの基礎にあると考えられるわけです。

リゾラッティは、私たちが他人の身振り手振りを理解できるのは、他人と同じ状況に自分の身を置くことができるからであって、それは自分にもできるからだと言っています。そして、他人の心の動きを読み取ることができる能力は、子どもの頃からミラーニューロンを使うことで、それが発達しているからだと言っています。

模倣を介して、自己と他者を区別できるようになり、自己というものが確立するから自他の区別ができるのではないとすでにお話ししたのは、このミラーニューロンの働きがわかってきたからです。

つまり、共感が成り立つためには、模倣を介して、他者というものがあることがわかってきて、自己と他者との区別がきちんとできることが前提になるわけです。

また、最近の研究（カリフォルニア大学サンディエゴ校）では、自閉症との関係も指摘されています。他人に共感したり、意図を汲み取るといった能力に関係しているミラーニューロンの機能障害が、自閉症のいくつかの症状の原因になっているのではないかという研究なども発表されています。

## 記憶や自己意識には脳の右半球が関係している

もう少し、模倣に絡めて、自己意識と他人を意識するときに脳がどのように働くのかについて、お話ししていくことにしましょう。

自己意識、すなわち自分を意識するといっても、自分の顔や体を意識することから、自分の感情、考え、アイデンティティを意識するといったことまでさまざまな次元があります。赤ん坊がどのくらいの時期に自分の顔や体を意識できるようになるかは、はっきりとわかっていませんが、「これが自分の顔である、体である」と意識するのは、かなり早い時期からと考えられます。

自分の顔を意識するときに、脳のどこが働くかがわかってきたのは、脳のある部分が損傷すると、自分の顔が認識できなくなることからです。それは右半球の側頭葉〜前頭葉に損傷がある場合です。どうやらそのへんに自己意識の神経機構があるのではないかと、いろいろな実験でわかってきました。

ある実験では、右の頸動脈に麻酔剤を投与されると、一時的に自分の顔を認識できなくなると報告されています。左の場合には、それは起こりません。他人の顔は認識できるので、顔そのものが認知できなくなるのではなく、自己意識と関係があるのではないかと考えられました。さらに脳画像の分析で、自分の顔を見ているときには、右半球の前頭葉腹側部が働いていることがわかりました。

また、右半球の前頭葉〜側頭葉に損傷があると、自分が手を動かしたときに、自分の手ではなく他人の手だと誤るケースがあります。この場合も、自他を区別する神経機構に障害が生じるわけです。

図3　自己意識及び他者理解に関する各種の課題に反応する脳領域は右半球に存在する

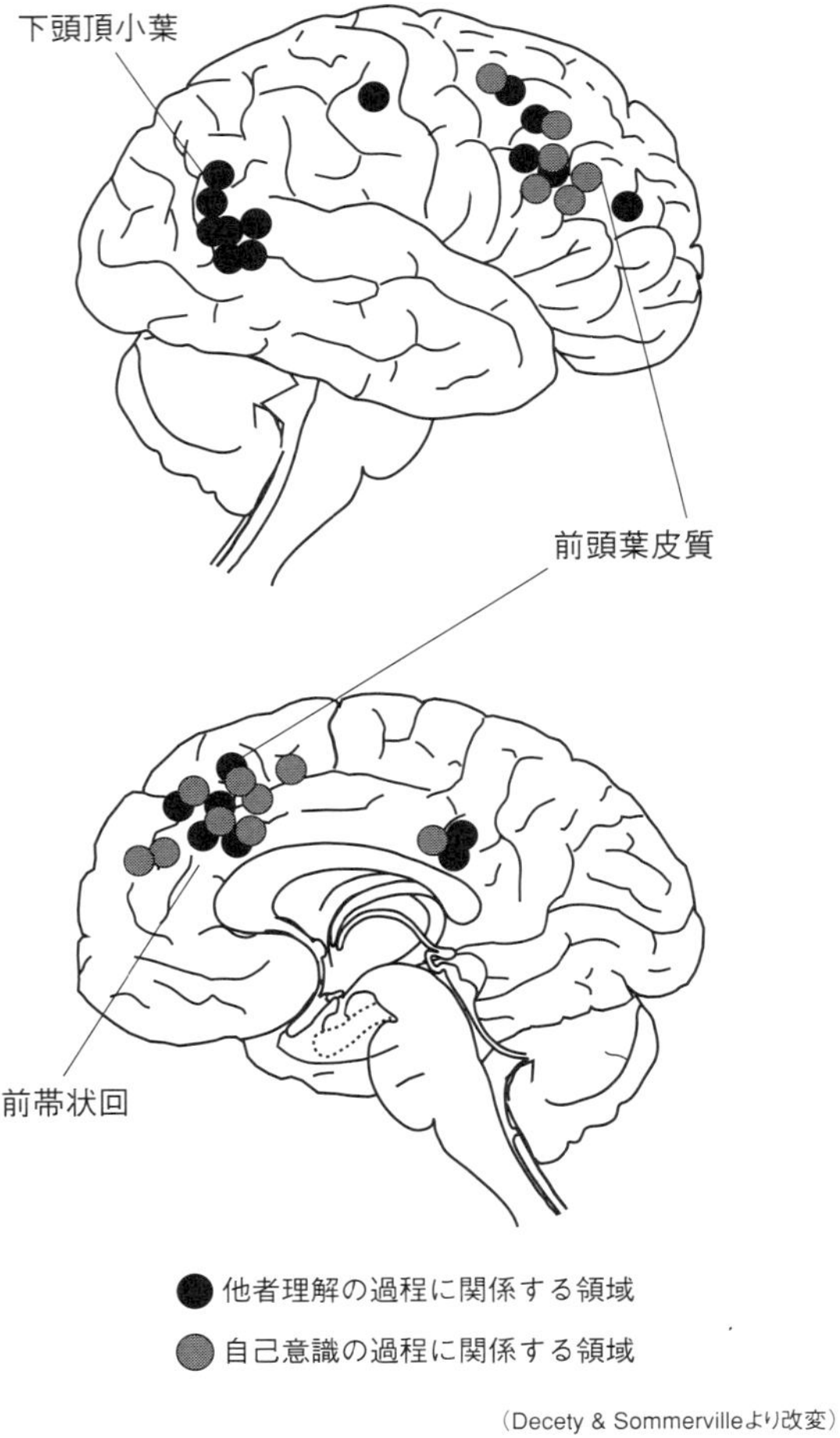


（Decety & Sommervilleより改変）

さらに、腹側前頭前野の障害で、自分の生活史に関する記憶の回想ができなくなるケースが報告されていますし、自分の生活史に関する記憶について話しているときには、右半球の前帯状回と前頭前野が活発に働いているという報告もなされています。

こうしたことから、脳の右半球が自分の記憶や自己意識に関係するのではないかと推測されます（図３）。

## 模倣するとき、模倣されるときに働く脳の部位

模倣する場合には、他者の行動を観察しながら、自分の行動をそれと同じように適合させるわけです。これは感覚と行動が連合するという神経機構ですが、さらには他者の行動を真似しながら他者の意図や欲求を読み取るという社会心理学的な側面も含まれます。

つまり、他者理解と自他の区別にかかわる神経機構が関与すると考えられるわけです。

自他の区別にかかわるということでは、自分が他人の真似をする場合と、自分の行動が他人に真似されるのを観察する場合を、ＰＥＴ（ポジトロン・エミッション・トモグラフィー、陽電子放射断層撮影）の脳画像で比較した調査があります。

図4　自他の区別は下頭頂小葉が主要な役割を果たす

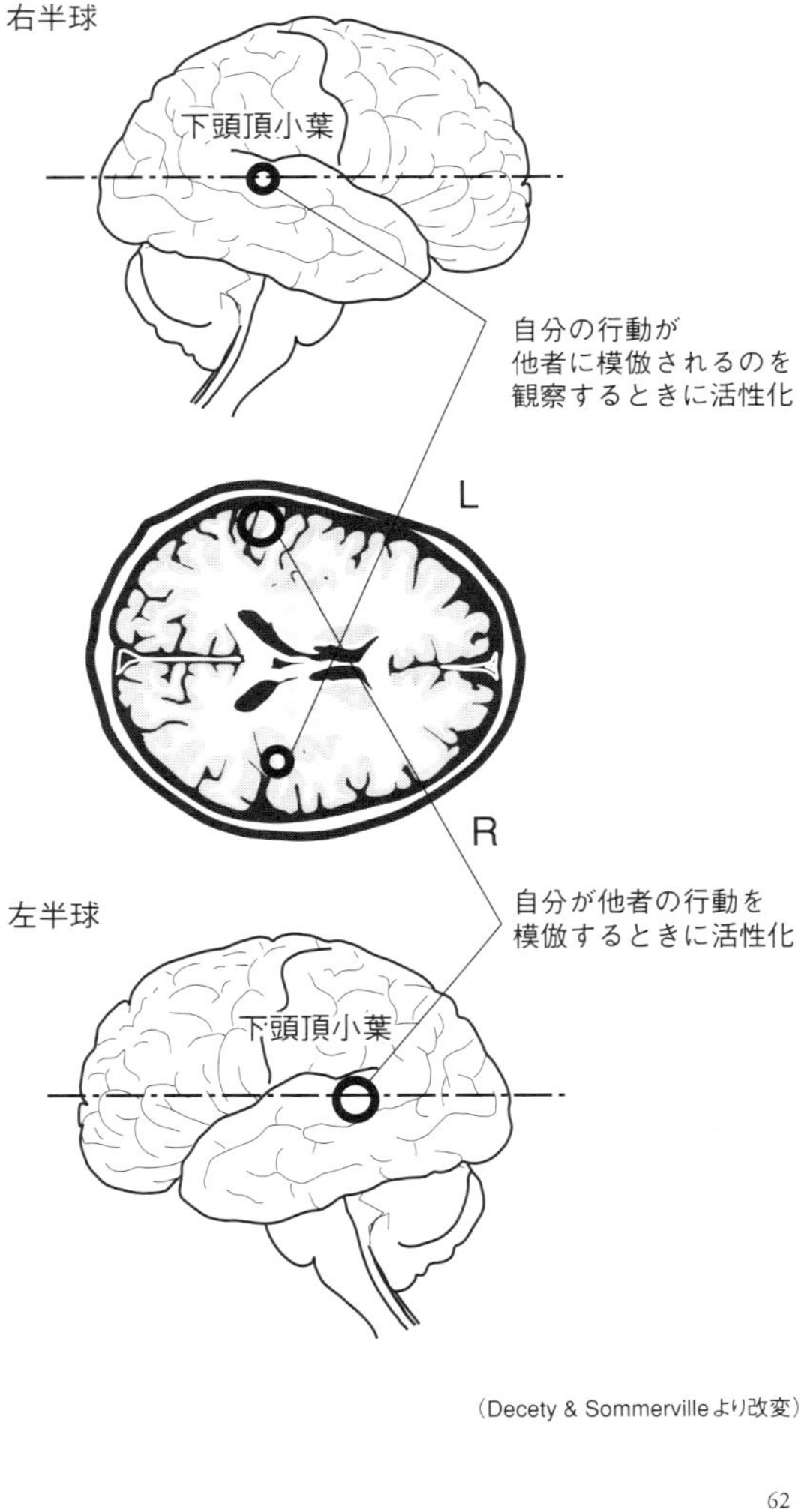


（Decety & Sommervilleより改変）

それによると、自分が他人の行動を真似る場合には、左半球の下頭頂小葉が活発に働きます。それに対して、自分の行動が他人に真似されるのを観察する場合には、右半球の下頭頂小葉が活発に働きます（図４）。

右半球の下頭頂小葉は一般に、他人の行動を観察するときに活発に働きます。この領域が損傷されると、自分で動かしている手が他人の手であると誤認することにもなります。ですから、右半球の下頭頂小葉は、自己の行動を他者の行動と区別する働きに関与していると考えられます。

さきほど右半球の前頭葉〜側頭葉に損傷があると、自分が手を動かしたときに、その手を他人の手と誤るケースがあると述べましたが、さらに詳しくいえば、下頭頂小葉を中心にする領域と考えられるわけです。

## 2 擬似体験と共感性

### 人の気持ちが想像できるには、情動体験の積み重ねが前提

他人がつらい目、悲しい体験をしたり、それを乗り越えて成功した姿を見ると、「どんなにつらかったのだろう」とか「どんなに嬉しかっただろう」と想像して、共感したり、もらい泣きをしたりするものです。

テレビや映画などを見ていても、たとえば主人公の母親が死んでしまい、深い悲嘆に暮れていたら、自分の母親が死んでしまったことを想像して、自分のことのように深い悲しみに襲われます。そうした擬似体験で、泣いてしまうこともよくあるでしょう。

ところが、共感性のない人は、そういう人の気持ちなど興味もないし、想像することもありません。

相手の気持ちを思いやったり、映画や小説の世界の人物の気持ちを想像したりするため

には、自分の心の中に響き合う内容があることが前提です。自分でも嫌な体験や悲しい体験がいろいろとあって、そうした自分の経験と照らし合わせたときに共感が生じます。

つまり、入ってきた情報を自分の情動体験と照らし合わせて重なると、情動が動くわけです。

感動し共感脳が働くということは、現実の人間関係で相手がいる場合も、ドラマ、映画、小説などのフィクションであっても、その人物の動作、声、表情（映像の場合は画面を通してそれを見ますし、小説などでは想像します）をまず「入力」して、それを自分の中で解釈します。そのときに、自分の過去の記憶と対照させ、何かが心に響けば、共感脳が働いて感動したり、涙が出たりすることになるのです。

非現実的な出来事であっても、想像力を引き金にして、自分の過去の体験から似たようなことを引き出して、あたかも現実と同じように感じることで、共感脳が働くというわけです。

ですから、「体験」の中には実体験だけでなく、想像力も含まれます。たとえば、実際に身近な人を喪《うしな》った体験がなくても、「もし、私のお母さんが突然死んでしまったら、どんなに悲しいだろう」と想像することができれば、そんな場面を見て悲しくなって泣くということが起こります。そのときには、ちょっとお母さんが留守にしたときにさびしかったといったような幼少期の記憶や、人一倍苦労をかけたけどいつも見守ってくれていた、という実感が土台になっているのです。

### 擬似体験が貧困だと共感脳が発達しない

私の研究室では、泣けるような感動的なドラマや映画を見せて、涙の実験をしています。ところが、Aさんは非常に泣いているのに、隣で見ているBさんは全然泣いていないということがあります。

その違いには、それぞれの人生体験が大きくかかわっているのです。人生体験といっても、実際にその人が体験したことだけでなく、小説を読んだり映画を見たりといった擬似体験も含めて、それまでのその人の体験のすべてを意味します。

擬似現実の世界に触れることは、自分の現実の体験と照らし合わせ、主人公の気持ちを想像したり、主人公になったような気分を抱くことです。そうした非現実と現実の世界を往復することによって、人の気持ちを想像できる力がつくともいえます。ですから、小説などの世界に触れることは、想像力の根底になる体験です。

同じドラマを見ても、とても感動する人とあまり感動しない人がいるのは、実体験の違いだけでなく、「こんなことがあったらどんなに嬉しいだろう、悲しいだろう」という想像力が働くか働かないかの違いもあるのではないかと推測できます。

実体験だけでなく、そうした想像力を培《つちか》うような小説を読んだり、映画を見たりといった擬似体験が貧困だと、想像力も貧困で共感脳が十分に発達しないとも考えられるのです。たとえば、受験勉強ばかりとか、仕事一筋で、そうした擬似体験を含めてあまり情動体験をしてこなかった人は、共感脳が十分に発達せずに、共感力が弱いかもしれません。

現代人の共感性が失われてきたという背景には、実体験が少ないという問題と、擬似体験が少ないために、「そうなったらどうだろう」という想像力を養ってこなかったという、二つの側面があるようです。

## 残酷な映画やゲームは前頭前野の血流を悪くする

仮想世界の中で、擬似体験として情感を動かすといっても、その内容が問題です。とくに、テレビや映画、小説、マンガなどを子どもに与えるときは、親や社会は、内容に対して大きな責任があります。公共電波であるテレビは、つねに批判にさらされるので、それほど残酷な内容などはありませんが、個人で手軽に見ることができるビデオやインターネットの情報は、子どもにどのような悪影響を与えるのかを考えなければいけないでしょう。

残酷な場面を見て脳がどのように働くかということは、まだきちんと調べられてはいないようです。私たちが行なっている範囲の実験では、残酷な場面で、明らかに前頭前野の血流が悪くなります。恐ろしいことを表わすのに「血の気が引く」という言葉がありますが、実際に脳の前頭前野の血流がさっと下がるのです。

逆に、涙を流すような感動的なドラマや、お笑い番組は血流を上げます。

ですから、バーチャル世界の擬似体験であっても、その内容は脳に大きな影響を与えるといっていいのです。そうしたことから想像できるのは、子どもの頃から残酷なゲームやビデオを頻繁に見ると、前頭前野の機能が悪くなり、共感脳が発達しにくくなるのではないかということです。

## 遺伝的に組み込まれている情動のツボ

さきほど、擬似体験とは、自分の中の多少は重なるような体験と照らし合わせることとお話ししました。しかし、自分の体験の中にまったくないこと、つまり照らし合わせることができないようなことであっても、情動を伴うことがあります。

たとえば、『ＡＬＷＡＹＳ　三丁目の夕日』という昭和三十年代を舞台にした映画がヒットしましたが、実際にその時代を体験したのは、戦後の昭和二十年代生まれの人たちであり、その世代が懐かしがるのはわかります。ところが、そんな時代をまったく知らない中学生、高校生が見ても、その時代の生活、習俗に懐かしさを覚えるというのです。

貧しいながらも、近所の人たちが助け合う温かい雰囲気には、みんなが何か懐かしい感情を抱くわけです。

そうした人間の情を動かすツボのようなものは、人間に遺伝的に組み込まれているものなのかもしれません。

たとえば、ヘビを見ればたいていの人は怖いと感じます。サルの実験で、脳の扁桃体を損傷するとヘビを見ても怖がらなくなるというお話をしましたが、それと同様に、あるものを見て、かわいい、懐かしい、美しいなどと感じるのは、何か遺伝的に脳に組み込まれたものがあるのかもしれません。

人の死を悲しいと思うのは、その思いの深さはそれぞれ違うでしょうが、共通の情感です。それは経験を超えた何かが脳に組み込まれているとも考えられます。遺伝的にそういうものに情が動く要素を脳が備えているとも考えられます。そうした遺伝的なものを、それぞれの環境要因でどう育てていくかが問題になるのでしょう。

## 好きな異性の痛みを感じる脳

人の気持ちを自分の気持ちと同じように感じるのが共感ということですが、一般にもっとも共感性が高いのは、母子の関係ということになるわけです。さらにいえば、父子、きょうだいなど家族の関係でしょう。

大人になってもっとも強い共感を抱くのは男女の関係です。男と女の愛情は、大人になってからの共感の究極のものといえます。共感することによって、喜怒哀楽を共にできるのです。

そこで面白い実験があります。

好き合っている男女を対象にして、男のほうに痛みの刺激を与えます。それを見ている女性は、実際には痛みの刺激が与えられていないにもかかわらず、脳の痛みの不快を感じる部分が興奮するのです（図５）。詳しく述べるとあまりに専門的になりすぎるので、ここでは省略しますが、実際に痛みはないはずなのに、痛みを感じる部分が活性化しているのです。

相手の痛みを感じるというと、想像力のように思えるかもしれませんが、相手が痛みを感じるのを目で見ているだけで、痛みの不快を感じる脳の部分が活性化され、自分も実際に痛みを感じるのです。それはまさに共感脳です。

男女の共感の場合には、性ホルモンも絡んでくると考えられます。

六歳ぐらいまでは、ほとんど性は関係なく自我が育っていきます。しかし、そこから先

図 5

自己の右手の甲に痛みの刺激が加えられた時に活性化される脳領域（●）と、愛するパートナーの手に痛みの刺激が加えられる場面を見ている時に活性化される脳領域（●）

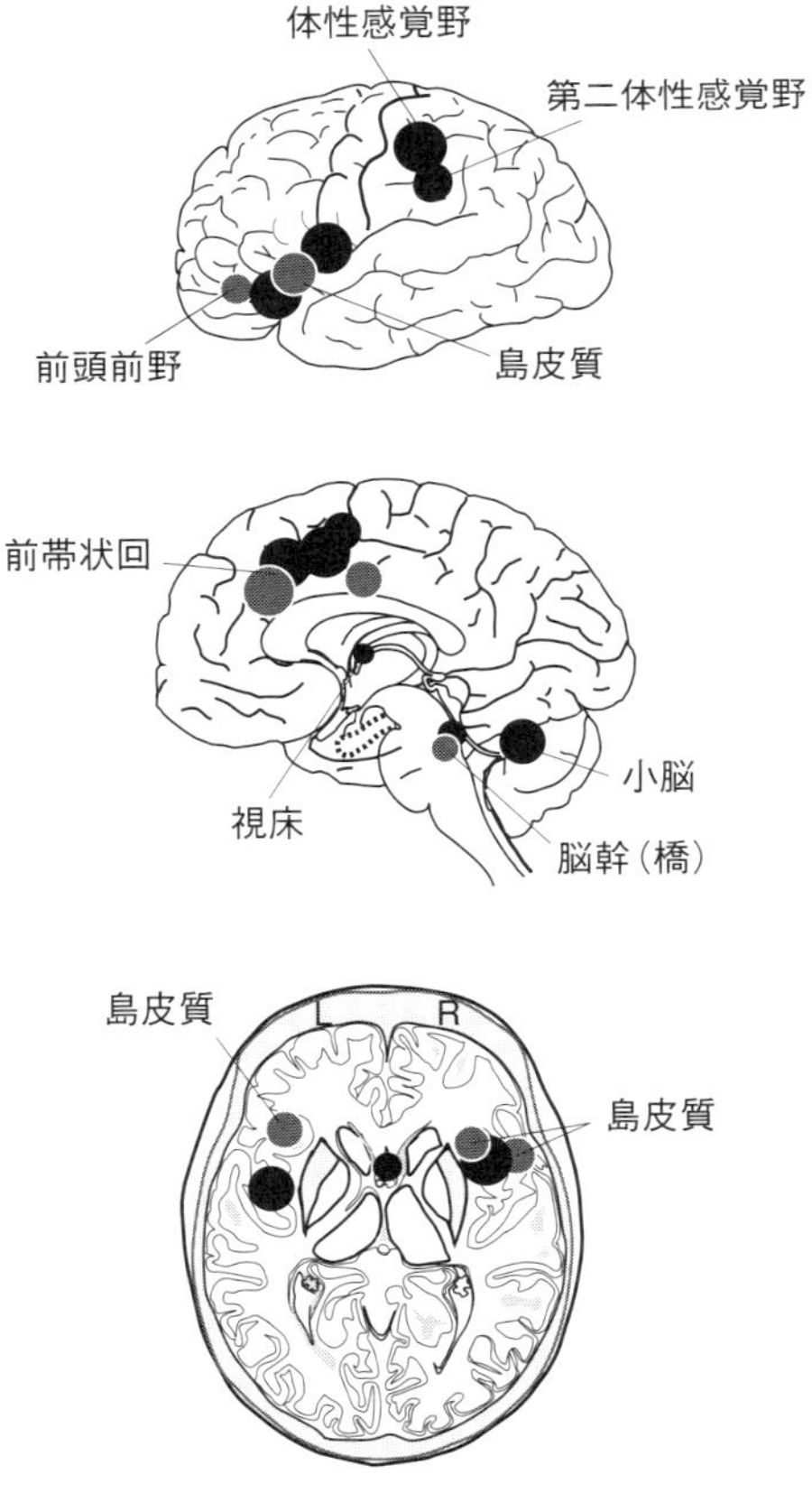


（Singerらより改変）

になって性に目覚めてくると変わってきます。男、女という脳ができあがるにつれて、遊びも行動も違いが出てきます。小学生高学年の頃から、好きな子ができるというように、男女の間の共感が少しずつ芽生えてきます。

思春期から大人になれば、男女の共感は恋愛という形の強い愛情になるわけです。その男女間の共感の要因が性ホルモンです。男と女という区別があることによって共感が生まれてくるわけです。共感脳として働いている部分は他の共感の場合と同じですが、そこに性ホルモンが絡んでくるということです。それによって、好きな異性の痛みを自分の痛みとして感じるということが生じるのです。

# 第3章

# 共感脳の発達を妨げる環境

## 豊かさが母子の親密なコミュニケーションを妨げる

現代社会では、なぜ人の気持ちを汲んだり共感することのできない人たちが増えているのでしょうか。

第1章でお話ししたように、共感脳を発達させるためには、生まれたばかりの赤ん坊のときからの母子関係が大切です。

母子の共感が育つのは、おもに母親からの働きかけによります。母親からやさしい言葉をかけられたり、やさしくスキンシップされることで、赤ん坊の側も、笑顔を見せて機嫌がよくなったり、快い気分になっていることを伝えます。

すでにお話ししてきたように、赤ん坊は言葉がわからなくても、母親の呼吸やその態度で、母親がいまやさしい気持ちになっているのか、怒っているのかなどを読み取っているのです。そして、母親は赤ん坊の表情や態度から、わが子のメッセージを受け取ります。

そこで双方の感情が循環しているのです。母親が赤ん坊に働きかけるのは、赤ん坊のためだけでなく、母親のためにもなっているのです。

ことに子どもが幼いときには、母子がスキンシップなどで密着し、親密な時間を十分にとることが必要なのです。

ところが、いろいろな要因があって、現代では幼い頃からの母子関係に問題が生じているようです。母と子の間で十分なコミュニケーションがとれていないケースが多くなっているのです。

一時期、母子が密着しすぎるのはよくないといわれたこともありました。生まれてすぐ母子は分離して、赤ん坊のときから一人で寝せたほうがいいといった育児法が、アメリカから入ってきたのです。しかし、それでは母子のコミュニケーションが満足にとれません。いまではそういう育て方は間違っているとされています。

それでも、二、三歳くらいの幼いときから子ども部屋を与える家が多くなっています。昔は貧しさのため、狭い家で、親子が川の字になって寝て、べったりと暮らしていました。いまでは、そんなライフスタイルの家庭は少なくなっているのではないでしょうか。

幼い頃から自分の個室があって、テレビを見たり、ゲームで遊べる環境があれば、一人でいても退屈しません。それも人とのコミュニケーションを持たない傾向を加速させます。

豊かになったことで、かえって親子のコミュニケーションがとりにくいライスタイルになってきたようです。

## 女性の社会進出のしわ寄せが子どもに及ぶ

さらに問題なのは、働く女性が増えていることです。いまは結婚して子どもを産んでも仕事を続ける女性が多くなっています。実際、一九九〇年代半ばくらいから共働き家庭が専業主婦の家庭よりも多くなり、それ以来増え続け、その差はどんどん広がっています。

もちろん、経済的な問題もあるでしょうが、女性にとっての生きがいという点からも、結婚後も仕事を続けるようになっています。また、せっかくキャリアを積んだ女性が、子どもを産んで辞めてしまうことは、社会的に大きな損失ともいえます。

しかし、共働きとなれば、当然、家事、育児にしわ寄せが生じます。協力的な夫であっても、家事、育児の負担は女性のほうが大きくなります。家事は多少手抜きをしても問題はないでしょうが、影響が大きいのは育児です。そのしわ寄せが子どもに大きくかかってくるのです。

働いていれば、子どもは当然保育園に預けなければなりません。保育園では、保母さん一人で三〜五人程度の子どもの面倒を見ています。いかに面倒見のいい保母さんでも、一人で何人もの子どもの相手をするのですから、母子が一対一で接するのとはどうしても違ってきます。しかも、幼いときから母子分離で長時間他人に面倒を見られるのは、子どもにとってはストレスになります。

母親と分離している時間が長ければ長いほど、赤ん坊のストレスはたまります。赤ん坊にとっては、母親にべったりとして母親の呼吸を感じたりするゆったりとした時間を過ごすことが大切なのです。

母親がいつも忙しくバタバタとしていて、赤ん坊にさっさとミルクをあげ、お風呂に入れて寝かせるとなると、そんな母親のせわしない思いやストレスを子どもは敏感に感じ取ります。共働きでは、母親が子どもの面倒をいくら一生懸命に見たとしても、どうしてもそうなりがちです。

本来であれば、母親は子どもが三歳になるくらいまでは、何をおいても子どもを最優先にしてほしいのです。三歳までは、母親はできるだけ子どもにべったりと接してほしいものです。それが不可能だとしたら、最低でも生後一歳までは、仕事を休んで、育児にかかりきりになってほしいものです。

最近では、産休も含めて、育児休業で出産後一年、あるいは三年まで休める会社も多くなっています。女性が働きやすい環境づくりのために、社会的にはゼロ歳児保育の受け入れを進めているようですが、本来必要なのは、子どもを産んだ女性が最低一年間は休暇をとれる、理想的には二、三年間の休暇をとっても、現場に復帰できるような体制づくりを社会全体ですることでしょう。

そうすれば、女性が結婚して子どもを産んでも安心して働ける社会になるでしょうし、また、これからの時代を担う子どもを育てるうえでも大切なことです。

## テレビやゲームに子どもの相手をさせる親たち

いまお話ししたように、子どもを産んでも働き続けるお母さんが多くなり、仕事、家事、育児と忙しく、それほど育児に時間も手間もかけられなくなっています。そこで、どうしてもテレビやゲームなどに子どもの相手をさせることも多くなります。

たしかに時代的にも、ある程度仕方ないところがあるでしょうが、家庭の中で生身のコミュニケーションが少なくなることによって、子どもの非言語コミュニケーション能力は育ちにくくなります。

子どもにはもともと非言語コミュニケーション能力は備わっていますが、それは母親とのスキンシップやお互いの表情、態度を読み取るという生活の中から育っていくものです。ところが、お母さんやきょうだいの顔を見ているよりもテレビを見るほうが多いという生活では、それが十分には学べません。

テレビの情報は、たしかに言語だけでなく、態度なども含めて視覚的な情報も送られます。しかし、相手の息遣いはわかりませんし、ただ向こうからの一方通行で、こちらから反応したり、答えを返すことはできません。ですから、コミュニケーション能力を発達させるには不十分です。

こんな極端な話があります。教育熱心なあまりに、幼い頃から英語を教え込もうとした親が、子どもにひたすら英語のテープを聞かせ続けました。しかし、母親は英語が話せるわけではないので、子どもと英語でコミュニケーションはできません。その結果、子どもが英語を話せるようになったのかといえば、英語だけでなく、日本語もいっさい話せなくなってしまったというのです。つまり、コミュニケーション能力を失ってしまったのです。

それほど極端ではなくても、ただひたすらテレビに相手をさせていては、問題が起こるということはわかると思います。

もちろん、テレビにまったく効用がないというわけではありません。いまの子どもを見ていると、テレビを見て、画面の人物を真似て、踊ったり、歌ったりしたりしています。それはそれで、模倣という点では、一つのコミュニケーションの訓練になっているといえるかもしれません。ただし、テレビの出演者は、その子どもの踊りや歌を見るわけではないので、それに対するリアクションはありません。やはり、一方通行でしかないのです。

テレビは情報を収集するにはたしかに便利です。また、お年寄りの孤独を慰めてくれるものでもあるでしょう。しかし、テレビを見ているだけでは、脳はあまり働かないのです。テレビだけを相手にしている一人暮らしのお年寄りはボケが早く進んでしまいます。それに対して、大家族などで暮らしているお年寄りはいつまでも元気です。人とのコミュニケーションが、赤ん坊からお年寄りまで、人間にとって、そして脳にとって、いかに大切かということです。

子どもの共感脳を発達させるベースは、なんといっても幼いときからの母と子のコミュニケーションです。その一対一のコミュニケーションが大切なのです。

## 母子分離で育てられたサルは子育てができない

これまでお話ししてきたように、子どもに共感脳が育ちにくくなっている背景には、お母さんが忙しく、幼いときの母子関係のコミュニケーションが時間的にも短くなっていることがあります。だからといって、お母さんが働いていれば、すべての子どもに問題が起こるというわけではありません。働いているからといって母子の親密なコミュニケーションがとれないというわけではないのです。

最低でも生後一年間はお母さんに育児をしてほしいのですが、たとえそれが不可能だとしても、物理的には子どもと接する時間が短くても、子どもと密度の高いコミュニケーションを心がけることで、昼間の不在を補うことはできると思います。忙しいかもしれませんが、うまく時間を使って子どもと親密な時間が持てるように心がけていただきたいのです。そうすれば共感脳は自然に育つはずです。

もちろん、仕事をしていれば忙しくストレスも強いので、子どもと接するときも、イライラしたり怒りやすくなることがあるかもしれません。そのへんは十分に自覚してコントロールしていただきたいものです。

働くお母さんについては、社会的な環境整備やお父さんの協力など周囲の理解、協力などで解決できると思います。

それよりも、いま問題なのは、子どもがかわいいという感情が生まれず、育児を放棄してしまう、母性愛が壊れたような母親です。赤ん坊が生まれれば母親は自然に子どもがかわいいと思うようになります。それが母性愛です。普通であれば、そうした感情は自然に出てくるものです。

ところが、赤ん坊を抱っこしたり、赤ん坊に話しかけないような母親がいます。まず母親から子どもへの働きかけが少ないのです。しかも、そうした母親はまだ言葉で表現できず、泣いたり暴れたりして訴えかける赤ん坊のメッセージにも鈍感で、赤ん坊の気持ちを読み取ることができません。それでは、母子のコミュニケーションが成り立ちません。

赤ん坊はお腹が空いたとか、お尻が濡れていて気持ち悪いなど、自分の不快感を訴えることはありますが、基本的には母親からの働きかけが先で、母親に子どもに対してかわいいという感情があって、赤ん坊の気持ちを汲み取ろうとするわけです。その気持ちを赤ん坊が受け入れ、共感が成立するのです。

もし、母親の共感力が欠如していたら、赤ん坊に共感する気持ちが生まれてくるのかどうかが問題です。

二十年ほど前ですが、アメリカの国立衛生研究所（ＮＩＨ）で行なわれた、サルの母子分離の実験があります。母子分離で育ったサルは、母親になったときに育児放棄をして、子育てができなかったのです。

その原因は、自分が成長してくる段階で母親にきちんと育てられなかったので、自分が母親になったときに、母親としての気持ちが湧かないからだろうと考えられています。つまり、成長過程で、母子が共感する能力をきちんと育てられなかった可能性が高いのです。

そこから類推できるのは、この子はいまおっぱいをほしがっている、おしっこしたいから泣いているなど、なぜ泣いているのか、どうして笑っているのかを、母親のほうから先に察知してあげることによって、子どもが共感力を身につけるのではないかということです。母親の側にまずそういう気持ちが起こらないと、子どもに共感力が育たないと考えられます。

赤ん坊は何もない状態から学んでいくわけです。その段階で、脳の中にはすでにすべての能力があるのです。しかし、その能力は育まれなければ育ちません。外からの働きかけがあって、どんどん発達していくのです。その最初の役割を果たすのは母親であり、さらには、父親やきょうだい、友達との関係へと広がっていくのです。

そして、もっとも大切なのは母親です。育児放棄までいかなくても、共感性の低い母親に育てられた場合、子どももまた共感性が低い可能性があるのかもしれません。それはあくまでも動物実験からの推定ですが。

この実験では、脳内物質であるセロトニンを測っているのですが、母子分離で育ったサルはセロトニンが少なかったのです。

セロトニンについて少し触れておくと、セロトニンは感情を安定させる脳内物質です。

このセロトニンの分泌が少ないと、心のバランスをとる神経が弱ってしまいます。そのため、怒りを抑えられずキレやすくなったり、怒りが自分に向かえば自殺に走ったりすることにもなりかねません。うつ病もセロトニンとの関係が指摘されていて、うつ病の人はセロトニンが少ないのです（セロトニンと共感脳の関係については、次章で詳しくお話しすることにします）。

## 少子化が共感脳の発達を阻害する

もう一つ、現代の子どもたちの共感脳の発達を阻害している要因は、子どもの数が少なくなったことです。そのため、子ども同士が近所で遊ぶことも少なくなり、けんかすることもあまりなくなりました。

また、一人っ子が多くなり、家庭の中でも、年齢の近い子どもとの関係がありません。祖父母と同居している家庭も少なくなり、日常的に身近な人間関係は両親だけです。

両親が忙しいと、どうしても子どもの相手はテレビやゲームということになってしまいます。また、両親相手では、きょうだいや子ども同士のように、同じ立場で遊んだり、お互いに自分をぶつけ合って、時にはけんかしたりということがありません。

一人っ子で育つと、ある年齢まではほとんど母子関係だけですから、複数の人との関係を経験することが少ないのです。幼い頃からきょうだいがたくさんいて、祖父母もいて家族が多い家庭で育てば、いやでも人間関係が身についてきます。

普通であれば、一人っ子でも幼稚園や保育園に行けば、どうしても子ども同士の関係をつくらなければいけなくなるし、先生との関係もあります。その中で、共感脳も自然に育っていくものです。

両親や祖父母が身近にいても、きょうだいがおらず、友達との関係が希薄になると、多様な人間関係が持てず、コミュニケーション能力が育ちにくいのです。それだけでは、子どもの共感脳の発達に十分とはいえないのです。

最近では、二年保育より三年保育が多くなっています。たしかに早くから幼稚園に入ることによって、きょうだいが少ないという問題は、それなりに解消できるかもしれません。できれば三歳くらいからは親子関係だけでなく、子ども同士がコミュニケーションをはかれる環境をつくりたいものです。

といっても、何度でも繰り返しますが、三歳くらいまでは母親とのコミュニケーションが基本で、母親の抱っこやおんぶなどスキンシップや、母親の語りかけが何よりも大切です。そしてそこから先は、幼稚園や保育園など、いろいろなコミュニティの中で共感脳を育てていくようにすることです。

## ネット社会が対人関係の経験不足を加速させる

共感脳が十分に育たないのは、成長過程の中で、人との関係を十分に学習してこないことにあると指摘しましたが、その要因として、テレビゲームやパソコン、携帯電話、インターネットの普及もあげられます。

幼稚園や学校から帰って、部屋に閉じこもって一人でテレビゲームをしたり、インターネットをしているとなると、当然人間関係が希薄になります。そうした仮想現実の世界では、人とのコミュニケーションがないだけでなく、自分が主役で、自分の思い通りになる世界だけに浸っていることになります。それが高じれば、ひきこもりの世界です。

ひきこもりにならないまでも、そうした環境は共感脳の発達を阻害するものです。小学生、中学生になって、本来であれば多くの人たちと生身のコミュニケーションをする時期に、あまり人と交わらないと、人間関係を学習することができません。

携帯電話で友達とメールをしたり話すといっても、言語だけに偏ったコミュニケーションです。私たちは生身の相手とコミュニケーションをとるときには、言語だけでなく相手の表情、態度などを見ながら、つまり非言語的なコミュニケーションも交わしているわけです。そうした体験を積み重ねていく中で、コミュニケーション能力を高めていき、言語プラス非言語でコミュニケーションできるようになります。

ところが、幼い頃から言葉だけに偏ったコミュニケーションでは、非言語コミュニケーション能力が育ちません。テレビゲームやインターネットなどの仮想現実の世界に閉じこもっていたら、さらに危険なことはいうまでもありません。

最近話題になっている「空気を読めない人」は、一種のコミュニケーション障害ですが、そういう人が多くなっているとしたら、幼い頃から生身の人間関係を結ぶ機会が少なくなっているという生活環境の影響が大きいのでしょう。

## 基本は家族関係にある

若い世代だけでなく、三十代半ば以上の人でも、共感脳の発達が未熟で共感性が弱くなっているように感じます。他人に関心を持てない、自分の感情をコントロールできない人が多くなっているのです。

核家族が当たり前になり、その少ない家族が子どもの成長とともにバラバラになってしまっているような家庭で育ってきたからではないでしょうか。

子どもが中学生、高校生くらいになると、一緒に食事をしたとしても、食後はそれぞれの部屋にひきこもってしまう。一緒に食事をとる家庭はまだましで、同じ家で生活していても、それぞれが一人で食事をする家族も珍しくありません。家族の団欒《だんらん》が失われ、家族の間のコミュニケーションが希薄になっているような家庭です。

そんな家族関係で生活していれば、コミュニケーション能力が十分には発達しません。中学・高校時代からそのような環境で育てば、表面上は人と普通に話ができていても、人との間の距離を読む能力などは身につきません。ちょっとした人間関係の摩擦に耐えられなくて当然です。

家族のコミュニケーションがきちんととれていて、家族間でも日頃から相手のことを思いやることができるようになっていれば、共感脳は健全に発達します。

これまでお話ししてきたように、三歳頃までの母子関係の変化、核家族化、きょうだいが少ないこと、周囲に同世代の遊び友達が少ないこと、テレビゲーム、インターネット、携帯電話など、いまの私たちの生活環境は、子どもの頃から共感脳が育ちにくい条件が揃っているといえそうです。

そうした環境では、一度家族の生活を見直して、家族の間のコミュニケーションを親密にとれるようにしてほしいものです。子どもの共感脳をきちんと発達させることができるかどうかのポイントは、まずは家族関係にあるのです。

また、若い人だけでなく、最近はキレやすい老人が多くなったという話もあります。そうした老人の問題も、家族がいても相手にされずに孤独であるといった家族関係が背景にあるのかもしれません。

# 第4章 感情や意欲と脳の関係

## ドーパミン神経と快の関係

心の状態を、脳神経の相互作用との関係で考えてみましょう。

私は、「心の三原色」といって、三つの脳神経系の相互作用を光の三原色にたとえて説明しています。「ドーパミン」「ノルアドレナリン」「セロトニン」という代表的な脳内物質を、ドーパミンはポジティブな赤、ノルアドレナリンはネガティブな青、そしてセロトニンは心が安定した状態を表わす緑にたとえています。

光の三原色が混ざり合っていろいろな色ができるように、三つの脳内物質の組み合わせで、いろいろな心の状態がつくられるのです。私はこの三つがバランスよく保たれている、光の三原色でいえば赤青緑の三色がバランスよく混ざり合った無色透明になる状態が、心が安定した状態だと思います。

それでは、それぞれの脳内物質と心の状態について、お話ししていくことにしましょう。

人間の心の状態として、大きくは「快」と「不快」があります。快はドーパミン神経が働きます。不快はストレスなどに関係しますが、これはノルアドレナリン神経が働いています。

ドーパミン神経から分泌されるドーパミンという物質と、ノルアドレナリン神経から分泌されるノルアドレナリンという物質が、快と不快に関係しているわけです。

ドーパミンがたくさん出ると、快の神経が非常に高まっている状態になります。ドーパミン神経というのは快の情動回路として確立されているということをまず理解してください。

ドーパミン神経が快に関係することがわかったのは、一九五〇年代に行なわれた、ラットの「自己刺激」実験によります。ラットの脳の中のドーパミン神経の回路に電極を刺しておきます。この場合、脳の中に電極を刺しておいても、脳は痛みを感じないので、それだけでは不快ではないのです。しかし、骨や皮膚の表面には痛みが出るので、そこは局所麻酔をしておきます。そしてラットを自由に行動させます。

それまでは、人間が電流を流して刺激し、それによって動物がどう反応するかを見るのが通常の実験の方法でした。

「自己刺激」実験とは、ケージの中にスイッチを置いておいて、ラットが自由に動けるようにしておきます。ラットが自分でスイッチを入れたり切ったりすることができるようにしておくのです。ですから、その刺激を受けるか受けないかを、ラットは自分で選択できるわけです。

はじめは、ラットはそのスイッチがあることを知らないので、そのスイッチにたまたま触れて、刺激を受けるのです。もし、苦痛や不快があれば二度とそこには触れないようになります。何も感じなければ触ったり触らなかったりとランダムな触り方になります。スイッチに触れて快感があれば、自らスイッチを入れようとするようになります。

この実験では、ラットがスイッチに触って電流が通じると、ドーパミン神経を刺激するようにしておきました。すると、ラットが千回でも二千回でもスイッチをたたき続けてしまうのです。ドーパミン神経が刺激されることで、ラットが何か快を受けるのだろうとは想像ができました。しかし、なぜ、ラットがたたき続けるのかを聞くわけにはいきません。

そこで次に人間を使った実験を行ないました。刑を軽くするという条件で、囚人を被験者にして、同じようにドーパミン神経の通る回路に電極を入れておいて自己刺激してもらったのです。もちろん、いまでは人権問題上、たとえ囚人であっても人間でそんな実験をすることはできませんが、過去にはそのようなことが行なわれていました。

すると、人間もラットと同じようにスイッチをたたき続けたのです。そこで「どう感じたのか」と聞いてみると、スイッチが入って刺激されると、「とても気持ちがいい」と言うのです。しかも、それはセクシュアルな快感に通じているというのです。

そこから、ドーパミン神経が「快」の情動回路であることがわかってきたのです。いまでは、ドーパミンが快に関係しているというのはよく知られていることですが、初めてそのことがわかったのは、そうした実験からなのです。

ですから、ドーパミン神経という情動回路は、快に関係するということ、そして、それはセックスの快感と通じていることがわかったのです。このことによって、ドーパミンの快のシステムは、どうやら種の保存のためにつくられているのではないかと推測されるようになりました。

ただし問題なのは、快を感じる神経を興奮させはじめると、「もっと、もっと」と求めるようになり止まらなくなってしまうことです。ですから、ラットが際限なくボタンを押し続けてしまうのです。

しかも、この快を求める神経は、そのまま繰り返されると刺激に鈍くなり、さらに強い刺激を求めるようになります。

「もっと」が満たされなくなったときには、その快を求めるためにさらに強い刺激を求めたり、別な手段で求めようとするようになります。少しでも満たされないと逆に不快になってしまうので、その刺激がなければ困るのです。

そのことによって、快の回路であるドーパミン神経は、同時に依存症の回路なのではないかとも考えられるようになりました。たとえば、覚醒剤を使って気分がよくなり、非常に頭が働く状態になったとしても、同じ量の覚醒剤ではやがてその感覚が得られなくなっていき、どんどん薬の量が増えていくということになります。それは刺激がなければいられないという依存症の状態です。

快の神経回路は暴走すると、依存症を引き起こすことにもなるのです。

## 意欲に関係するドーパミンの報酬回路

いま、お話ししたのは、ドーパミンが働きかける本能的な面です。さらに、ドーパミンは、人間らしさを司《つかさど》る前頭前野に働きかけますが、それは意欲や好奇心と関係します。意欲や好奇心と関係すると考えられるのが「報酬回路」です。

ドーパミン神経は、何かをしたときに得られるだろうと期待する報酬の量と、それを実行した結果、実際に得られた報酬の量の差が大きいほど興奮します。つまり、期待していたより大きな快楽が得られれば得られるほど興奮するのです。このように快感を覚えるときに働く脳内回路を「報酬回路」といいます。そのときに反応する経路は、前頭前野と大脳辺縁系の側座核です。

前頭前野とのかかわりでいえば、このドーパミンの報酬回路が、やる気（意欲）と関係してくるのです。

私たちが何か学習したり仕事を一生懸命にやるのは、この報酬を前提にしているのです。それは人間だけでなく、サルでもそうです。実験で、お腹を空かせたサルに、コンピュータのキーをたたくのを覚えられたら食べ物を与えるようにすると、その報酬のためにサルは一生懸命学習します。そういう条件づけができるのは、報酬回路が働くからです。

そしてドーパミンは、実際に報酬が得られることによって流れやすくなり、さらに報酬回路が強化されます。

これを私たちの生活に当てはめてみると、私たちが一生懸命に学習したり、仕事をしたりするのは報酬を期待しているからです。

たとえば、一生懸命に勉強するのは、いい点数を取り、親や先生からほめられ、自分の望む学校に進学するためです。ひいては希望する会社に入るため、希望する仕事に就くためです。社会に出ても、一生懸命に仕事をするのは、それによって高い収入を得たり、周囲から評価されたり、出世したりしたいからです。スポーツでも、一生懸命に練習するのは、いい成果を上げて周囲から評価されたいからです。

また、女性がダイエットや体操を一生懸命にやったりするのも、やせて美しくなりたいからです。そして実際に美しくなったという報酬が得られれば、その報酬回路が強化され、さらに一生懸命にやるという循環になるわけです。

このように、人間が何かを一生懸命にやる前提には、報酬があるのです。そのときに、ドーパミン神経が関与しているわけです。

報酬というと、すぐにお金と結びつけがちです。もちろん、お金をたくさん得るという報酬もありますが、それだけでなく、いい成績をとること、仕事の成果を出すこと、美しくなること、ほめられること、名誉や地位を得ることなど、すべてが報酬です。ですから、それは人間の営みのあらゆることにつながってくるのです。

そうした報酬を前提にするからこそ、人間は頑張ることができるわけですが、それに関与しているのがドーパミン神経だと考えられます。ですから、ドーパミン神経をうまく活性化できれば、勉強もできるようになるし、仕事もできるようになるのではないかと、考えられたりしているのです。

## 短絡的なポジティブ志向はドーパミン神経を暴走させる

よく、ドーパミンをうまく出すようにすれば、学習習慣が身につくといったことを言う人がいます。たしかに、ポジティブに学習して報酬回路をうまく強化できれば、ドーパミンがそれなりに分泌するとも考えられます。

しかし、学習（勉強）だけでなく、どのようなことでも、それが快に結びつけばドーパミンは出るのです。勉強よりもテレビゲームのほうが快に結びついて、ドーパミンが簡単に多く出るのであれば、勉強よりもゲームで遊ぶほうを選んでしまうことにもなりかねません。

また、学習がネガティブなことに結びついていれば、報酬回路が刺激されず、ドーパミン神経はあまり働かずに、学習意欲はどんどん弱くなっていくことになります。たとえば、「おまえは頭が悪いのだから、もっと勉強しなくてはいけない」などと、親が叱ってばかりいると、子どもは、勉強することによってドーパミンが出るどころか、ドーパミン神経が弱くなり、ますます勉強をしたくなくなると考えられます。

子どもに自発的に勉強させようとしたら、「よくできたね、すごいね」とほめるのがよいといわれます。ほめられることで気持ちよくなるのですから、子どもは「ほめられる」という報酬を前提に何かをするでしょう。ですから、ほめるのは、ドーパミンを出しやすくする方法といえます。ほめることが大事だということは、そういうことなのです。

しかし、実際には努力したからといって、それがすぐに成果に結びつき、いい成績がとれるとは限りません。そんなときには、いい成績がとれるという報酬もほめられるという報酬もないわけです。

現実には、多くの場合、勉強でも仕事でも、自分では一生懸命に努力したつもりでも、自分が満足するような報酬が得られるとは限らないでしょう。報酬回路は、自分が想定した報酬よりも現実に得た報酬が高い場合に、さらに強化されます。いくら努力しても報酬がない場合には、ドーパミンは出にくくなり、報酬回路が弱まることにもなります。報酬回路を刺激するのがよいといっても、現実にはなかなかうまくいかないことが多いものです。

報酬が得られずに失望したときが、いわゆる「挫折」という体験なのでしょう。うまくいかなくて挫折してしまい、ドーパミン神経が弱くなってしまうとしたら、そこにもドーパミンが絡んでくるわけです。

それでうまくいった本人は、他人に対しても、「意欲的にやりなさい」「何か自分の可能な目標設定、夢を持って一生懸命やりなさい」などと言います。しかし、意欲的に取り組んでも、目標を持って頑張っても、なかなかうまくいかない人もいます。それが多くの人にとっての現実でしょう。

努力しても報われないことがわかっていると、人は手段を選ばなくなります。報酬という餌《えさ》（結果）だけを求める方向にいきかねません。いい成績をとるためにカンニングする、いい学校に入るために、お金やコネを使って裏口入学する、多少悪いことをしても、お金さえ儲《もう》ければいいなどと、どんな手段を使っても、短絡的に報酬さえ得られればいいという方向に走りやすいのです。

このような歪んだポジティブ志向は、ドーパミンだけが独走することにもなります。努力せずに、とにかく成功したい、お金を儲けたい、運がよくなりたいといった人たちが多くなるのは、ドーパミンに引きずられたドーパミン社会といってもいいのかもしれません。

まさに、いまのアメリカ社会がそうです。行き過ぎた自由主義や金融資本主義が、さまざまな問題を引き起こし、行き詰まっているのが現在のアメリカ社会ではないでしょうか。

ドーパミン神経を抑制するだけのネガティブな発想はもちろんよくないのですが、だからといって、単純なドーパミン原理のポジティブ志向だけでも駄目なのです。

## ドーパミン神経の暴走をコントロールするセロトニン神経

一般には、ドーパミンにはよい効果があると考えられるわけですが、それが暴走すると、ただひたすら快楽だけを求めたり、短絡的に金持ちになりたいというように、手段を問わず結果だけを求めたり、時には依存症になるような危険性も秘めているのです。

ですから、このドーパミン神経をどうコントロールするかが重要になります。それをコントロールする機能が、セロトニン神経です。

ドーパミン神経は中脳の腹側被蓋野にもありますが、そこにセロトニン神経が抑制をかけることが動物実験からわかってきました。つまり、セロトニン神経が、暴走しようとするドーパミン神経を抑制するのです。

依存症に対してセロトニン神経を活性化するような薬を使ってみたら、実際に効果が出るということがわかってきました。

依存症の治療には、まず依存の対象から離脱する必要があります。アルコール依存であればアルコールを飲まないで断つ、ドラッグであればドラッグから離脱するというのが最初の方法です。ですから、依存症をセロトニンですぐに治せるというわけではありません。

セロトニンの効果は、むしろ依存症を起こしにくくするということです。効果があるのは、比較的軽い、ストレスが原因で暴飲暴食に走る摂食障害などです。その治療には、S

SRI（セロトニン再吸収阻害剤）という結果的に脳内セロトニンを増やす薬品が使われています。

このように薬品を使うのではなく、生活の中でセロトニン神経を活性化すれば、ドーパミン神経をうまくコントロールすることができるのです（セロトニン神経を活性化する生活法については第6章参照）。

## ストレス回路とノルアドレナリン

ドーパミンが快に関係するのとは反対に、不快に関係するのがノルアドレナリンです。不快とはストレスになることです。

ストレスについては、ストレス中枢というものがあります。視床下部の室傍核《しつぼうかく》というところにストレス中枢があります。視床下部→脳下垂体→副腎皮質という流れがストレス回路です。

ストレス中枢とは違うところに、もう一つ、ストレスに反応する神経があります。それが脳幹の青斑核《せいはんかく》にあるノルアドレナリン神経です。これはいろいろな内外環境からの感覚刺激や、体の中の痛みなど感覚刺激を中継して、脳内のさまざまなところに情報を発信します。

痛い、苦しい、まずいなどというストレスに関係する感覚刺激が入ったときには、まずこのノルアドレナリン神経が反応します。その反応を、大脳や自律神経などに情報として送り、即座に反応を起こさせるのです。

たとえば、何か恐ろしい局面に接したら、その恐れに対して、大脳の覚醒レベルを上げたり、交感神経が興奮して心臓がドキドキしたり、怒りの表情を出したり、逃げる行動をするなど、刺激に対する反応を即座に起こさせる、その中継をする神経がノルアドレナリン神経です。

ストレスをうまく避けるとか、ストレスに克つということではなく、ストレスに対してストレスへの反応を出すだけで、強いストレスがくれば強い反応を起こし、たいしたことがなければ、それなりの反応を起こすように中継するだけです。それがノルアドレナリン神経です。

つまり、こうした反応ができるからこそ、何か危機的な状況に直面したら、ストレス反応を引き起こし、即座にそれに対する反応を出すことができるのです。それができないと、個体は現実にうまく対応して生き延びることができません。

ですから、ノルアドレナリン神経を、私は「脳内危機管理センター」と呼んでいます。

## ワーキングメモリーの役割

ノルアドレナリンはストレスと関係しているということで、ドーパミンとは反対に、マイナスイメージがあるかもしれません。しかし、ノルアドレナリンは危機に対処するときに、素早い反応を起こさせるのですから、危機管理のために大切な役割をしているわけです。


また、ノルアドレナリン神経は、前頭前野のワーキングメモリーの機能と関係しています。ワーキングメモリーとは、人間が学習や仕事など、いろいろな作業をするときに使っている大切な機能です。簡単にいえば、「テキパキと仕事をする」能力です。

車を運転していて、交差点に入って右折しようとしているときを思い浮かべてみてください。このときは、ワーキングメモリーがフル稼働しているのです。

交差点に入って右折しようとするときに、運転手がまず見るのは信号です。信号を見て、赤か青かを判定し、その判定に対して、即座に運転という行動で出力されることになります。知識として、信号の意味、ルールをきちんと理解しているのは前提です。それと同時に、交差点にいる人、他の車の動きを見ています。すると、あの車のスピード、あの人の動きからすると、この動きで交差点を通っても大丈夫かどうか、右折するか止まっていたほうがよいかを、それまでの経験智をもとに瞬時に判断して行動に移すわけです。

ですから、交通ルールがわかっているという知識があって、それまでの運転してきた経験があるうえで、現在の状況を目や耳など感覚をフル稼働し判定して、さらに、その判断を、即座にハンドルを切ってアクセルを踏むか、ブレーキを踏んで止まるかといった出力に結びつけなければいけないわけです。こうした働きがワーキングメモリーです。

つまり、入ってくる感覚がノルアドレナリン神経を刺激し、それらをすぐに意味として理解して、判定して、同時に行動として出力する働きをしているのがワーキングメモリーです。そのときにフル稼働しているのは、前頭前野、とくに背外側というところです。

自動車の運転はサルにはできません。ワーキングメモリーは、人間でも、子どもは経験不足でうまく働きませんし、年をとると鈍くなります。また、アルコールを飲むとうまく働かなくなります。

このようにワーキングメモリーは、仕事をするときに大事な機能なのです。仕事をするときは、基本的には課題があって、その課題に対して情報を収集し、判定し、出力をするということを同時に行なっています。入力、出力を、その間の判定を含めて同時にやっているわけです。その機能がワーキングメモリーであり、それを行なっているのが脳の前頭前野です。ですから、前頭前野は人間の脳で一番発達している部分であり、人間らしさを司っているといっていいのです。

## ノルアドレナリンとワーキングメモリー

ワーキングメモリーが働いているときの心の状態は注意と集中です。注意力が十分に働き、集中している状態がつくられていないと、ワーキングメモリーがうまく働きません。アルコールを飲むとうまく働かないのは、注意力も集中力も落ちるからです。

この注意と集中の状態をつくるのがノルアドレナリン神経なのです。ノルアドレナリンの分泌が適切にあることによって、注意と集中ができるのです。

ところが、ノルアドレナリンが過剰になると、スムースな出力ができなくなってしまいます。極度に緊張して、いわばあがった状態になり、心も体も硬くなって、情報をきちんと受け取って、それらを判断し、的確に出力することがスムースにできなくなってしまいます。平常心を失った状態になってしまうわけです。

ですから、緊張しすぎて日頃の実力が出せない状態というのは、このようにノルアドレナリンが過剰になって、実力を発揮できないからです。あまりに緊張した状態は、ストレスが強くなっているからです。それでは仕事をうまく進めることができません。

逆に、ノルアドレナリンが少なすぎると、注意や緊張感のない、ぼんやりした状態になってしまいます。このときもワーキングメモリーが十分に働かず、勉強や仕事に力を発揮することはできません。

人によっては、定年退職した途端に無気力になったり、時にはボケ症状が出てきたりするのは、仕事や人間関係のストレスから解放されるのはいいのですが、あまりに刺激が少なくストレスのない状態になり、ノルアドレナリン神経の働きが鈍くなってしまうからともいえます。

ですから、ワーキングメモリーは、ストレスが強すぎても、逆に刺激やストレスがなさすぎても働かないのです。そういう意味で、適度なストレスがあってノルアドレナリンが適度に分泌されている状態が、注意力も集中力も高まるということになります。

## ノルアドレナリン神経をコントロールするセロトニン神経

ノルアドレナリン神経の働きは、本当に危機的な状況で反応し、たいしたことでないときには、簡単に警報を発しないように調節されていなければ困ります。

ノルアドレナリン神経がうまく機能しないと、些細なことに対しても危険信号を発して、危機に対処するかのような反応を起こしかねません。

たとえばパニック障害では、窒息もしていないのに、いま窒息しているかのように脳が勘違いして大騒ぎし、心臓がバクバクし、呼吸が上がるという現象を起こしてしまいます。勘違いした情報、誤作動の信号が全身に回って大変な状況をつくってしまうわけです。

このノルアドレナリン神経が誤作動を起こさないようにコントロールしているのは、セロトニン神経です。セロトニン神経は、ドーパミン神経の暴走をコントロールしているように、ノルアドレナリン神経にも関与しているというわけです。

セロトニンがノルアドレナリン神経の反応を抑えるのがわかったのは、はじめは動物実験からです。その次は、人間の行動実験です。いろいろなストレスをかけたときに、そのストレス反応がどういう形で起こるかが実験されましたが、そのときにセロトニン神経が活性化していると、その反応が一定程度に抑えられることがわかってきたのです。

いまパニック障害の改善にもＳＳＲＩが使われています。この薬は直接ノルアドレナリン神経に働きかけて抑えるのではなく、セロトニン神経を活性化し、結果的にノルアドレナリン神経をコントロールして、ノルアドレナリン神経の暴走によって起こるパニック反応を抑えるのです。

このように、ドーパミンもノルアドレナリンも大切な役割を果たしているわけです。しかし、それは多すぎても、少なすぎても問題が生じるのです。そこで大切になるのが両者のバランスをとっているセロトニンの役割なのです。

ですから、セロトニン神経が活性化するような状況を日常的につくることができている人は、ドーパミンやノルアドレナリンが過剰になることも不足することもなく、前頭前野をうまく働かせて、勉強も仕事もきちんとできる状態にもっていくことができます。

セロトニンは、もちろん前頭前野にもいきわたっていますが、前頭前野に直接に働きかけるというよりも、脳幹のところでつながっているので、むしろ背後でコントロールする役割をしていると考えられます。

ドーパミン神経が暴走して「快」に引きずられていると、依存症など、特定の何かがなければ生きられない状態になったり、短絡的な結果だけを求めることとなります。ノルアドレナリン神経が暴走すればストレスに押しつぶされそうになります。どちらに対しても、ブレーキをかけて、心が安定した状態に戻すのがセロトニン神経なのです。

セロトニン神経が活性化することによって、ドーパミン神経とノルアドレナリン神経が適度に働く状態がつくられるのです。ですから、私が心の三原色が大切だというのは、ドーパミン、ノルアドレナリン、セロトニンが適度に混ざり合った状態こそが、心が安定したいい状態だからです。

## セロトニン神経の働き

いま、お話ししてきたように、セロトニン神経が弱ってセロトニンが十分に脳内に分泌されていないと、ドーパミンやノルアドレナリンの暴走を止めることができないのです。

セロトニンについては、すでに他の著書で詳しく書いていますが、ここで簡単に説明しておきましょう。

セロトニン神経は脳の縫線核《ほうせんかく》にあって、脳内百五十億個の細胞のうちの数万個程度ですが、その神経は一個の神経細胞から数万の軸索（神経単位における長い突起部分）に枝分かれして、大脳皮質をはじめ感情にかかわる大脳辺縁系、生存そのものにかかわる視床下部や脳幹、小脳、脊髄など、脳のほとんどの領域に結合しています（図６）。

このように、セロトニン神経は脳全体に軸索を伸ばしセロトニンを出しているので、われわれが目覚めている間の脳内では、一定の濃度でセロトニンが維持されることになります。

しかし、睡眠中、とくにノンレム睡眠（大脳が休んでいる深い睡眠）では、分泌されません。睡眠中は脳の松果体《しょうかたい》でセロトニンからメラトニン（よい睡眠をつくる脳の松果体からつくられるホルモン）が合成されて分泌されています。

覚醒すると、セロトニン神経は活動しはじめますが、起床してすぐにはセロトニン神経が活性化したレベルにはなりません。はじめは、車のアイドリング状態のようなものです。セロトニン神経の覚醒レベルが順調に上がっていないと、車がエンストを起こすように脳の働きが悪いままなのです。

朝の目覚めがよく、セロトニン神経が順調に分泌されれば、車がエンストを起こさずスムースに走るように、私たちの心身の活動は快調に行なわれます。セロトニン神経の働きによって、自律神経の交感神経の働きを活発にするからです。

睡眠中は副交感神経優位の状態にあって、呼吸数も少なくなり、血圧も低くなっています。セロトニン神経は、覚醒とともに交感神経に働きかけて、血圧や呼吸を適度に活発化させるようにします。

昼間の活動時には交感神経が優位な状態が続いています。ある程度活動的であるためには、交感神経が優位である必要があるのです。ただし、交感神経が緊張しすぎてもよくあ

## 図6　セロトニン神経の細胞のある場所と軸索の投射領域

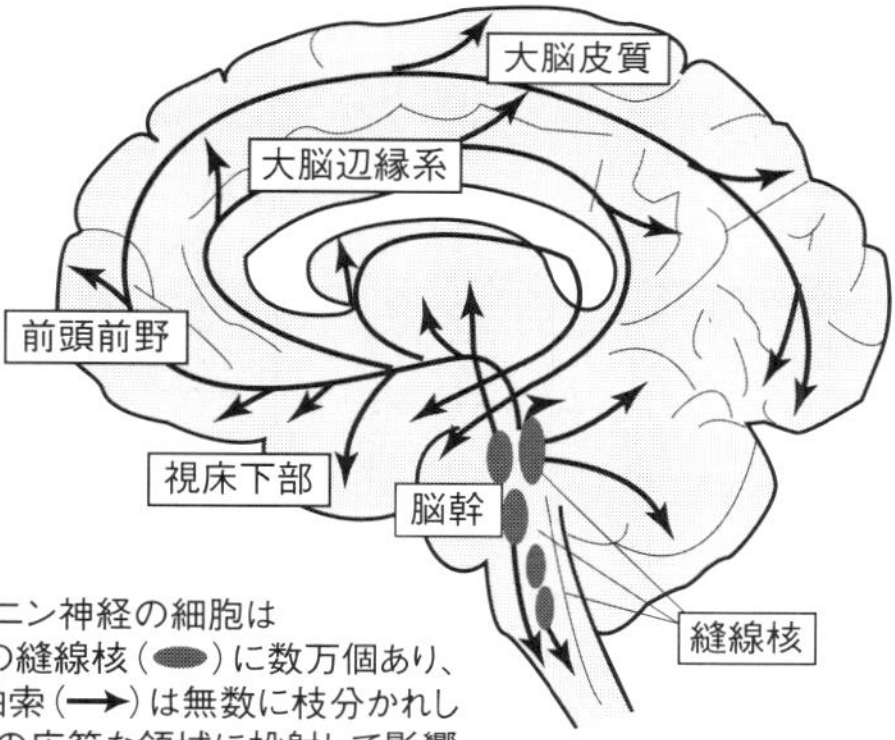


セロトニン神経の細胞は
脳幹の縫線核（⬬）に数万個あり、
その軸索（⟶）は無数に枝分かれし
て、脳の広範な領域に投射して影響
（情報伝達）を伝える。

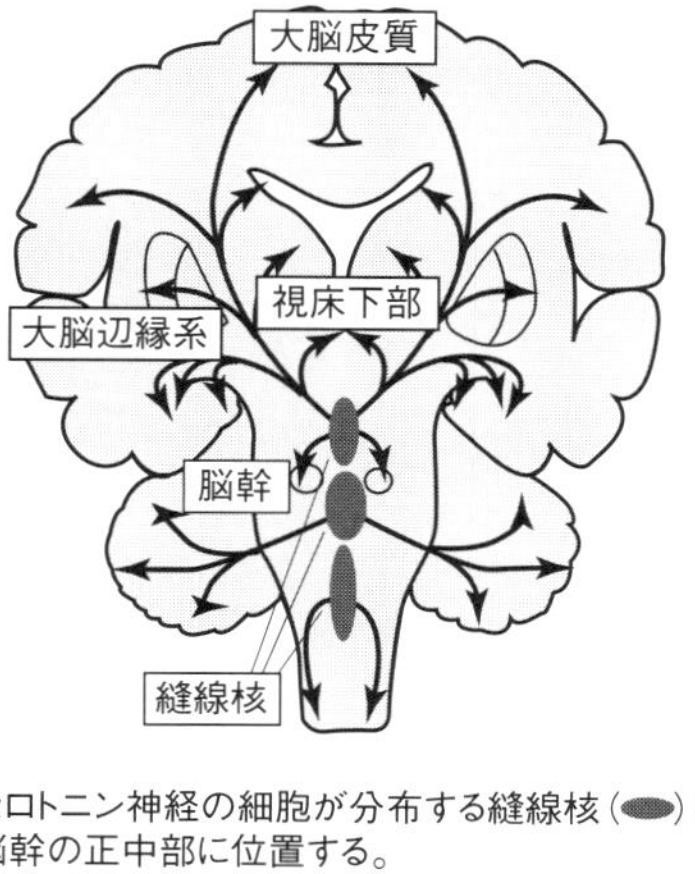


セロトニン神経の細胞が分布する縫線核（⬬）は
脳幹の正中部に位置する。

『セロトニン欠乏脳』（NHK出版）より

りません。興奮したり運動したりすると呼吸数が多くなり、一分間で百二十以上にもなり血圧も上がります。当然、身体に負担をかけることになります。さらには、ストレスなどで交感神経緊張状態が続くと、免疫機能が下がっていろいろな病気を引き起こす原因にもなります。

セロトニン神経の特徴は、そのような交感神経が緊張しすぎる状態をつくるのではなく、適度に活動的な状態をつくることです。朝、セロトニン神経を活性化させることで、一日のはじまりをスムースに活動レベルに上げることができるのです。

寝起きが悪く、午前中いっぱい体もピリッとしないし、頭の働きが悪い状態が続くというのは、セロトニン神経が弱っているからです。ひどく弱ると、一日中仕事の能率が上がらないことになってしまいます。

このようにセロトニン神経の働きは、朝起きて、それまで休んでいた、副交感神経優位の状態から活動態勢になる交感神経優位の状態への切り替えをスムースにするものです。そして活動している昼の間はセロトニンが盛んに分泌されるわけです。

それでは、ドーパミンやノルアドレナリンのように出すぎることで暴走が起こらないのかといえば、セロトニン神経は分泌されすぎても、自己抑制回路があるので大丈夫なのです。問題は、自己抑制が効きすぎたり、セロトニン神経の働きが弱ってセロトニンが十分に出ていない状態なのです。何度かお話ししていますが、うつ病はセロトニンの不足が一つの原因であると考えられているのです。

セロトニン神経が弱ってしまい、セロトニンが十分に出ていないと、朝起きてから活動態勢への切り替えがスムースにできない、昼間の活動レベルも落ちてしまうということになるのです。

さらにドーパミンやノルアドレナリンの暴走を食い止めることができないために、依存症になりやすくなったり、ちょっとしたことでキレやすくなったりするということが起こるわけです。

ついでに触れておくと、セロトニン神経が活性化していると、セロトニン神経が抗重力筋に働きかけて、姿勢がよくなり、肌の張りも出てきます。また、痛みの刺激に強くなるので、痛みのコントロールもできるようになります。

## 気分を切り替える能力にセロトニンが必要

もう一つセロトニンの大切な役割は、気持ちを切り替えて、気分を安定させる作用があることです。

日常的に、私たちはいろいろなことに直面します。それに応じて、私たちの感情も揺れ動いています。嫌なこと、腹立たしいことがあれば、不愉快になったり怒ったり、悲しいことがあれば嘆いたり、よいことがあれば喜んだりします。

私たちがそうした感情の起伏を何とか乗り越えて日々暮らしていけるのは、一時的な感情をいつまでも引きずらないようにしているからです。

それは、私たちに気分を切り替える能力が備わっているからです。切り替える能力は前頭前野の働きです。そして、それをスムースに働かせるのがセロトニン神経なのです。

たとえば、悲しいことがあって、いつまでもその感情に引きずられていては、日々の生活にも支障をきたしてしまいます。

また、腹が立つままに怒ってばかりいたら、周囲から嫌われるだけでなく、自分の心にも身体にもよくありません。さらに高じてキレて暴力を振るってしまったら大変です。「キレる」とは、その場の怒りによって引き起こされる攻撃衝動を切り替えられずに行動に出てしまうことです。その場の怒りの感情をうまくコントロールできないのです。

また、そんな感情を表に出したり、昇華したりすることがまったくできずに、内にこめたままだと、うつ病にもなりかねません。うつ症状が強くなったりうつ病になったりすると、過去のことばかりに執着して、「あのとき、違う道を選んでいれば」などと、いつまでもそのことばかりを考えて、クヨクヨしてしまうことがあります。それも、切り替える能力がないからです。

攻撃性が相手に向かえば暴力になりますし、自分に向かえば自責の念が強く、うつになったり、極端な場合には自殺にまで至ります。

このようにストレスや攻撃衝動には、すでにお話ししたように、ノルアドレナリンがかかわっています。

また、ドーパミンがうまく働いてくれれば、自分の夢や欲望をかなえるためのエネルギーになるでしょう。たとえば、目的に向かって努力したり、学習や仕事に精を出すでしょう。

しかし、結果がダメだったときにどうするか。自分が求めた夢や目的がかなわなかったとき、気持ちを切り替えて行動を変えて、何とか現実的な処理をしなければならないわけです。

そこで挫折してしまい、ドーパミンが低くなった状態で、何の気力も起こらなくなってしまうかもしれません。それでは現実に対処することができなくなってしまいます。逆にドーパミンが暴走すれば、目的のためには手段を選ばずに、報酬だけを得ようということになりかねないのです。

目標に固執させるのはドーパミンなのです。たしかに、ドーパミンは報酬回路ですから、目的達成という報酬を得るために、大きな力になります。しかし、それが満たされないと手段を選ばず目標に固着させるのもドーパミンです。

たいていの人は、どこかで自分の思い通りにならず、挫折します。そのときに、どう対応することができるかが、現実に生きていくうえでは大切なことです。目標を下げたり変えたりといった現実対応ができないことが問題になるのです。

セロトニン神経がきちんと働いていれば、その目標に固執せずに切り替えて、他者と自己の関係をきちんと見極めて、現実的に何が可能なのかを選ぶことができるのです。もし自分の能力が不足しているのならば、目標をもう少し下げて、さらに人の役に立てる何かができないかなどと考えることができます。

このように、セロトニン神経は、ノルアドレナリン神経やドーパミン神経をコントロールする働きがあるのですから、セロトニン神経が弱って、その分泌が少なくなると、ノルアドレナリン神経やドーパミン神経をうまくコントロールできなくなってしまいます。結果的に、気分をうまく切り替えることができなくなるのです。

セロトニン神経を活性化すれば、気持ちの切り替えがうまくできるようになります。ですから、セロトニン神経を普段から活性化させる生活をすることが大切なのです。それについては、第6章で詳しくお話しすることにしましょう。

## セロトニン神経が働けば感情は安定する

誰でも不快なことは嫌ですが、生きていれば、さまざまなストレスにさらされて、怒りや悲しみなど不快なことも味わわなければなりません。そのときに関与しているのが、これまでお話ししてきたようにノルアドレナリン神経というものです。それは、危険なことや不快なことに対処するために必要なものです。

しかし、強いストレスが長く続くと、色にたとえれば心が青一色に染まってしまうようなもので、けっして健全な精神状態とはいえません。

また、ドーパミンがよく働いている状態は、たしかに幸せな気分になるかもしれません。しかし、快に引きずられてしまうと、それがなければ生きられない状態になり、依存症になってしまうこともお話ししてきた通りです。アルコール依存症、ギャンブル依存症などは、その快に引きずられてしまった結果です。それは、いわば心が赤一色に染まってしまった状態です。

どちらに対してもブレーキをかけて、心を安定した状態に戻すのが、私が緑色にたとえているセロトニン神経の役割です。

赤色のドーパミンも青色のノルアドレナリンも、人間にとって必要なものです。ただし、それが少なすぎたり、過剰になったら問題が生じるということです。

ドーパミン神経もノルアドレナリン神経も適度に働いてくれることがいいのです。そのバランスをとっているのが、セロトニン神経なのです。

時には、不快なことがあって怒りに駆られそうになることもあるでしょうし、また時には大きな快楽があって、それに溺れてしまうこともあるかもしれません。

そのような心の揺れがありながらも、その場の激しい感情に流されることなく、安定を保っていることができる心の状態が理想ではないでしょうか。光の三原色である赤、青、緑がバランスよく混ざり合えば無色透明な光になりますが、そのような心の状態です。それが快にも不快にも偏りすぎない、セロトニン神経が安定して働いている状態なのです。

# 第5章 涙を流せば共感脳が活性化する

## 感動の涙で共感脳がもっとも激しく働く

人間は一人では生きられない、他者とのコミュニケーションを通じて生きる生物です。他者とのコミュニケーションを円滑にするためには、他者を理解する能力が必要ですし、また他者を理解するときには同時に自己意識も必要です。そのときは前頭前野が活発に働いているのですが、とりわけ、内側前頭前野が活発になっています。

これまでお話ししてきたように、共感脳といっても、脳の前頭前野を中心にして、非言語コミュニケーションのときに活発に活動する右脳、そして、もちろん言語コミュニケーションの理解も大切なので左脳も関与しています。さらに、ミラーニューロン、そしてセロトニンなど脳内物質と、さまざまなところが活動しているのです。

なかでも、共感するということは、社会性が必要ですから、人間らしさを司る前頭前野は重要な役割を果たしています。ことに額《ひたい》の下の部分である、内側前頭前野がかかわっています。

前頭前野のその部分は、いわゆる第三の目といわれる部分で、非言語コミュニケーションにかかわるところです。他者のふりや行動を見て、相手の心を読むわけですが、直感とか第六感とかいわれるように、言葉でいちいち説明されなくても、他者の意図や欲求、考え方を読み取ることができるのです。だから、そこが感性といわれるものと関係しているわけです。

この共感脳がもっとも動くのが、涙を流したときです。

涙を流すといっても、痛みを感じたとき、悔しいときなど、いろいろな場面がありますが、共感、感動したときの涙でもっとも活発に働きます。共感したときは、擬似体験も含めて自分の体験と照らし合わせたりしていますが、心の琴線《きんせん》に触れたときに、思わず涙があふれます。そのときに活性化しているのが、この内側前頭前野なのです。

## セロトニン神経と共感脳の関係

私の研究室では、この二年近く、涙の実験をやりながら前頭前野の共感脳の部分の血流を測定しています。それと並行して、これまでの研究の延長で、坐禅、スクワット、自転車こぎ、チューインガムを噛むといったリズム運動をしたときのセロトニンの測定、脳の血流の測定、脳波の測定などをして、セロトニン神経がどの程度活性化しているかを調べ続けています。

これまでの研究で、セロトニン神経の活性化と前頭前野の血流がよくなることが関係していることはわかっています。たとえば、ウォーキング、ジョギングなど、いろいろなリズム性の運動や坐禅などの呼吸法をすると、セロトニン神経を活性化させ、それとともに脳の前頭前野全体の血流が増えています。共感脳は前頭前野の一部ですから、もちろん、共感脳を活性化していることは推測されます。さらには、ワーキングメモリーなど学習に関係する脳の血流も増えています。

ですから、セロトニン神経が活性化されると、共感性が高くなるといえるのです。ただし、セロトニン神経が活性化されると共感脳が活発に働くようになるのか、共感脳が働くとセロトニン神経が活性化されるのか、どちらが先かはわかっていません。

いまのところ私は、最初に、前頭前野の血流がよくなることが必要なのではないかと推測しています。

セロトニン神経を活性化させるには、リズム運動がいいわけですが、そのリズム運動をするためには、たとえば、「歩こう」とか「呼吸運動をしよう」という意欲が必要です。その時点で前頭前野は多少活性化されるわけです。そして実際にリズム運動をすることでセロトニン神経が活性化され、それと同時に前頭前野の血流もさらによくなるという循環に入ります。

結果としては、共感脳の血流が増えることとセロトニンが増えるのが同時に起こることは間違いないと思います。もちろん、ワーキングメモリーなど、学習に関係する脳の部分の血流も増えます。

ですから、日頃からセロトニン神経を活性化することは、共感脳やワーキングメモリーを鍛えることにつながると考えています。

**共感の涙は副交感神経を刺激し、リラックスさせる**

さて、先ほどもちょっとお話ししたように、前頭前野でも内側前頭前野の血流がもっともよくなるのが、共感の涙を流したときです。それは、共感脳が活性化された究極の状態といえるほどです。

私の研究室では、多くの人が共感して泣くような映画やドラマを見せて、その脳の状態のデータをとっています（図7）。

たとえば、映画『フランダースの犬』を見せます。たいていの人は、主人公が死ぬ最後の場面を見ると泣き出します。主人公の心情に共感を抱き、「かわいそう」と哀切な感動を呼び起こすのでしょう。

泣き出す少し前の段階で、前頭前野の共感脳の血流が活性化します。最後の場面がクライマックスだとすると、その場面の一分ほど前になると共感脳の部分の活動がいっきに高まります。心拍が上がり、血圧も上がっています。

そうなると、自分でも「泣きそうだな」とわかります。スイッチを渡しておいて、「自分で泣き出しそうだなと思ったら押してください」と言っておくと、それが押されるのが約一分前です。その状態は、交感神経がとても緊張しています。共感脳の活動も高まっている状態です。

これが泣き出す引き金なのですが、実際に号泣できれば、副交感神経が優位にシフトします。つまり、極度に交感神経が緊張した状態から、泣くことによって、いっきに副交感

**図７　号泣時のデータを時間軸を拡大して表示したもの**

号泣前兆期、号泣トリガー期、号泣継続期が区別される

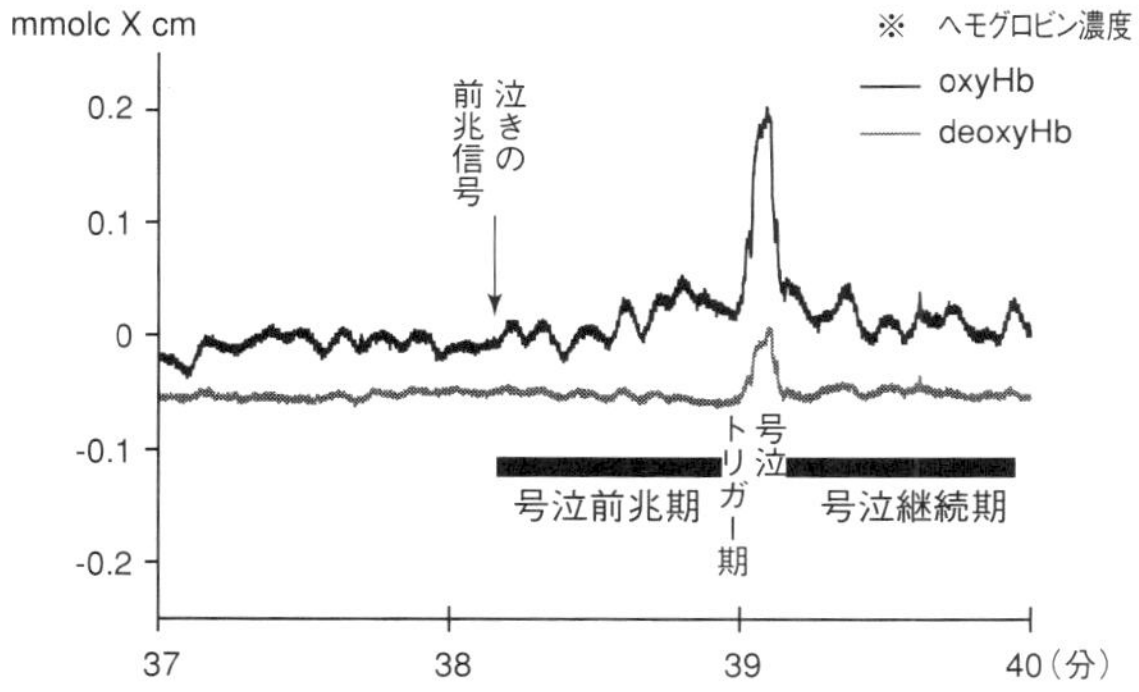


神経が優位な状態にシフトするのです。それが大きなリラックス効果につながるのです。

涙を出す涙腺を刺激するのは、副交感神経の作用です。号泣している間は、副交感神経が大きく刺激され、脳が身体の状態をリラックスさせるのです。号泣しているときは、身体を震わせて、顔をくちゃくちゃにして涙を流し、自分でコントロールすることができないので、とても興奮しているように見えますが、それは副交感神経が興奮しているのです。

号泣しているときに、無理に泣くのを止めようとせずに、その状態を放っておくと、とてもすっきりと爽やかな気分になります。それはストレスが解消されるからです。大泣き

図8　号泣の神経経路（仮説）

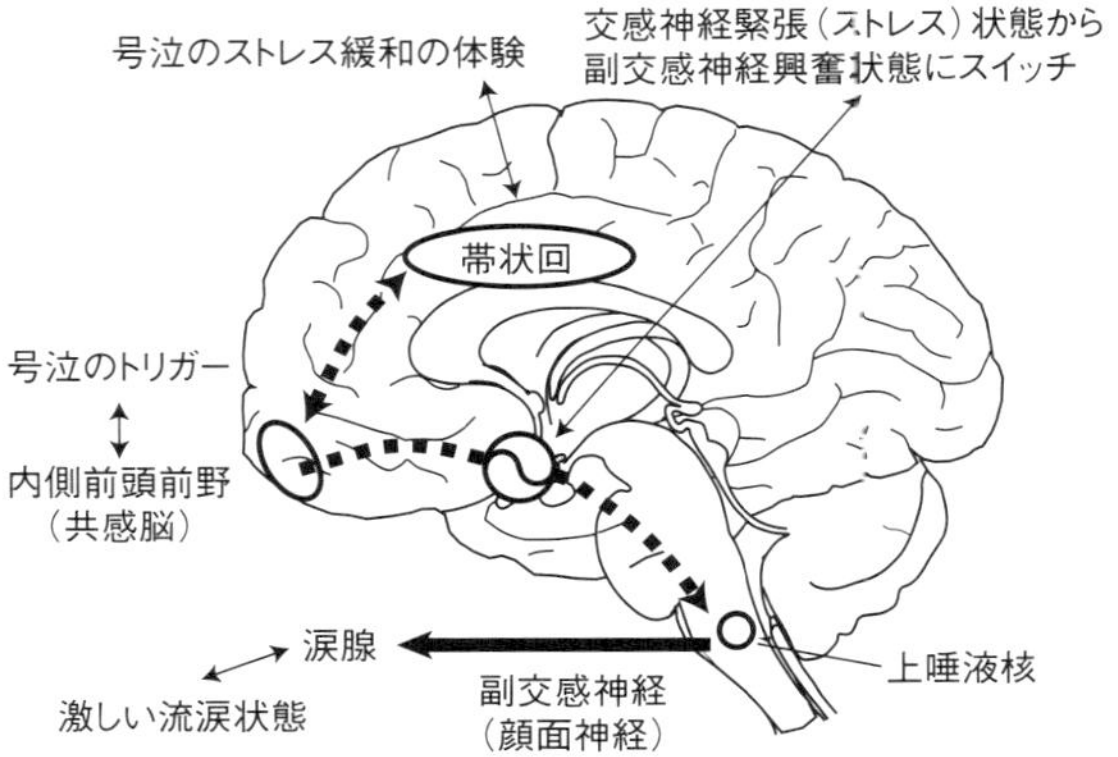


した人ほど、泣き止んだときには、爽やかな気分になれるものです。

それまで仕事などで疲れていたり、悩みがあったりしても、号泣してしまうと、その後は疲れも解消し、悩みも軽くなったような気分になります。共感の涙を流すことで、気分がリセットされるのです。

涙を流すことで共感脳を激しく興奮させることが、ストレス解消や癒しになるのです（図8）。

## 思い切り泣かないとストレスになる

「泣きそうだな」と思っても、泣けないで終わる場合もあります。また、人前で泣くのは恥ずかしいと思い、何とか止めようとすることもあるでしょう。しかし、できれば自然なままに泣いてしまったほうがいいのです。

私たちは、交感神経が緊張して、なんとなく泣きそうだという状態を「予兆期」と呼んでいます。その予兆期があっても、結局泣くことができなかったり、止めてしまったりすると、副交感神経にシフトできずに、交感神経が高まった状態のまま映画やドラマを見終わることになります。

しばらく時間が経過することで、徐々に交感神経の緊張状態はおさまりますが、心理テストからは、感情の混乱が残ってしまい、かえってストレスになることが明らかになっています。ですから、涙が出そうになったら、そこで我慢しないほうがいいのです。

また泣いたあと、あまりすぐに現実に戻るのもよくないのです。涙を流したあとの元への戻し方というのもあります。泣くことによって乱れた感情を、いったんリセットして真っ白にするのですから、きちんとしたプロセスを踏まないといけないのです。

泣けるドラマ作りの名手は、見る人を泣かせたあと、そのままでは終えずに、静かな音楽を流しながら、涙の場面から徐々に落ち着いた場面にして、余韻を与え、自然に感情が静まるようにしています。

私たちの涙の実験について、あるテレビキャスターが体験取材に来たことがあります。その女性キャスターは、取材前は「ドラマの途中でも、自分が泣きだすシーンの映像を撮ることができたら、忙しいので失礼します」と言っていました。

ところが実際には、彼女は泣く場面の映像が撮れても帰ろうとせずに、最後まできちんと見ていきました。おそらく、涙を流した後、すぐ次の行動には移れなかったのでしょう。

このように、泣いたら、きちんと元の状態に戻さないとだめなのです。最後の場面まで見ることで、少しずつ落ち着いていくのです。それほど、泣くということは、いったん現実から離れて、違う世界に飛んでしまうようなことなのです。

## 涙が感情を癒す仕組み

共感の涙ではなくても、涙を流して泣くことは、その感情を癒すことにはなります。悔しいとき、悲しいとき、涙を流さずに我慢すると、いつまでもその悔しさ、悲しさが頭を離れず、ストレスが持続することになってしまいます。ですから、どんなときにも泣かずに我慢するような忍耐強い人のほうが、ストレスをため込みやすいのです。

涙は目の横にある涙腺から出ます。生理的なメカニズムを見てみると、涙が出るためには、涙腺に涙がたくさんつくられて、「分泌せよ」という指令が出る必要がありますが、その指令を出すのが副交感神経です。

副交感神経から信号が出ると、涙腺でたくさん涙がつくられて、それが目に出てきて、あふれて涙になるというわけです。逆にいえば、泣くことは副交感神経の刺激になるのです。

自律神経の交感神経と副交感神経は体の調節をしているのですが、二つの神経はいつもシーソーのような役割をしています。脳は交感神経と副交感神経の働きだけで左右されているわけではありませんが、他の体の部分と同様に、自律神経の働きの影響も大きく受けます。

ストレスが加わると、交感神経が非常に高い状態になります。すると、血圧が上がり、心臓もバクバクとして心拍数も増えるし、代謝も増して呼吸も速くなり、血糖値も上がります。

このストレス状態がずっと続くと、ストレスホルモンがいろいろと悪いことを引き起こします。高血圧、糖尿病などさまざまな病気の原因にもなります。交感神経の緊張状態が長く続くのは、身体にはよくないのです。

私たちの身体にはホメオスタシス（ストレスになりうる外界の環境の変化に対して、生体を安定した恒常的状態に保とうとする仕組み）が働いていますから、健康であれば、適当にストレスを緩和しながら毎日を送っています。

日常的にストレスを緩和しているのは、睡眠によってです。昼間起きているときは基本的にずっと交感神経優位で動いていますが、眠っているときには、それを副交感神経優位にシフトして、昼間の疲れやストレスをとっているわけです。

しかし、涙を流すということは、覚醒状態にありながら、副交感神経を激しく興奮させるので、究極のストレス緩和作用になるのです。

私は、時に感動的なドラマなどを見て涙を流すことでストレス解消をすることを、お勧めしています。泣くことによって、脳の中をストレス状態からストレス緩和状態にリセットすることができるからです。

## なぜ大人になると泣かなくなるのか

人は大人になればなるほど、泣くことが少なくなります。

では、人間が泣くこと、涙というのは、成長とともにどう変化していくのでしょうか。

赤ん坊は「オギャア」と大声で泣きながら生まれてきます。けれど、赤ん坊は泣いていても、涙はほとんど出ていないのです。生後一歳くらいまでは、泣いてもほとんど涙は出ていません。

赤ん坊が泣くのはコミュニケーションのためです。赤ん坊はまだ言葉を話すことができません。しかし、泣いたり笑ったりして、自分の心の状態を人に伝えます。そういう意味では、言葉こそしゃべれないのですが、赤ん坊は生まれたときから、自分の心の内容を表出し、伝達できる能力を備えているのです。

笑いが、気持ちいい状態、快を表現するのに対して、泣くことは、お腹が減っているとかオムツが濡れていて気持ち悪いなど、何らかのストレスがある、不快を表現します。そうしたストレスを周りの人、とくに母親に伝達するために、泣くという行為があるのです。

多少言葉が話せるようになっても、乳児の間は、おもにストレスを表現するために泣くのです。

それによって、母親が、「お腹が空いているのではないか」「オムツが濡れて気持ち悪いのではないか」「どこか痛いのではないか」などと推量してくれ、それをフォローしてくれるのです。

だんだんと成長し三歳頃になると、ストレスを他者に伝達するための「泣く」という行為には、歯止めがかかるようになります。泣くのは、非言語のコミュニケーション手段です。言語能力が発達して、言語コミュニケーションを操れるようになると、泣かなくても言葉で伝えることができるようになります。

また、両親をはじめ、社会が抑制するようになってきます。子どもが言葉を覚えてしゃべれるようになると、親から「泣いているだけではわからないから、きちんと言葉で言いなさい」などと注意されるようになります。「お腹が痛いなら痛いときちんと言いなさい」などと言われるようになります。

そうした経過を通して、ストレスを他者に伝達するための手段としての「泣く」という行為がだんだんと少なくなります。

小学生になれば言語の発達が著しくなります。言語脳の発達がほぼできあがるのは、だいたい十歳前後といわれてますから、その年代になると、不快を伝えるための涙は許されなくなります。

中学生〜高校生になって泣くというのは、多くは悔しい思いをしたときでしょう。自我ができてきて、競争社会で生きるようになると、自我が通らないときや競争に負けたときなどに悔しくて泣くのです。この涙も、自分の思い通りにならない、あるいは負けるというストレスの表出という面があるのでしょう。

共感や感動の涙を流すようになるのが、何歳くらいからというのは、はっきりとはわかりません。まだ小学校に入らない子どもであっても、身近な人の死やペットの死などで、涙を流すこともあります。喪失感ということもあるのでしょうが、「かわいそう」という共感の気持ちもあります。こうした状況で素直に泣けるかどうかは、その子どもが母親や周囲の人たちとどういう感情の交流をしてきたかが、かかわっているのでしょう。

## 喜怒哀楽は即座に出したほうがいい

同じように涙を流すのであっても、痛みや悔しさの涙、悲しいための涙、他者の痛みに共感しての涙、感動や喜びの極みでの涙など、さまざまにあるわけです。

私たちはテレビなどで大人が泣く場面を見ることがあります。たとえば、オリンピック選手が表彰台で泣いた場面などを思い起こすことができるでしょう。こうした涙は、普通はあることを成就したときのうれし涙に見えるでしょう。

しかし、そこには複雑な感情が込められています。それが成就されるプロセスには、厳しい練習や挫折などの大変なストレスや激しい競争があったと考えられます。さまざまな困難を乗り越えてようやく勝ち取ったのですから、その記憶には、悔しかったこと、苦しかったことなど、いろいろあるはずです。おそらく、そのようなときには泣かずに何とか頑張ってきたのでしょう。だからこそ、成就したときには、苦難の記憶が思い起こされて、感極まって思わず涙が出てしまうのです。

普通は、人は意識して泣くわけではありません。涙とは自分が抑えていた感情が思わず表われてしまうものです。涙を抑えるのは、人前で自分の感情をむき出しにして表わすのは恥ずかしいという気持ちがあるからでしょう。見る側としても、他人が取り乱して泣いている姿を目の当たりにしたら、どうしてよいかわからないでしょう。

それでも私たちは、感極まって人前で涙を見せてしまうことがあります。しかし、そのような涙は、けっして見る人を不快にさせることはないと思います。

もちろん、学校や職場などでも、ちょっとしたことですぐに涙を流すというのは困りものですが、涙を抑えすぎるのは、かえって問題があります。それは、すでにお話ししてきたように、泣きたいにもかかわらず、それを抑えるとかえってストレスをためてしまうからです。

ストレス解消ということでは、感動、共感の涙がもっとも効果がありますが、基本的には涙を流せばいいのです。子どもが「痛い」と言ってワンワン泣いたりしますが、泣いて涙を流すことで痛みの程度が軽くなったりするのです。

そういう意味では、一般的には、感情の起伏はその場で表に出したほうがストレスはたまらないということになります。

以前、あるお坊さんが、「喜怒哀楽は即座に出していい」というような説法をされていました。いつまでもネチネチと怒っていたり、いろいろな悩みを理性で解決できると思わないことだというのです。大切なのは、その感情を引きずらないことです。

ですから、いかにお坊さんといえども、怒ったり悲しんだり、笑ったりしないかといえばそうではなく、その場では大いに怒り、笑い、悲しむのです。そして、その場で感情を表出したら、それでおしまいにします。その感情を十分に表出できなかったときには、それをため込んでクヨクヨと考えたりするので、かえってストレスが続いて病気にもなるのです。

うれしいとき、感動したとき、悲しいとき、悔しいとき、その感情が高まり自然に泣きたい状況になったときには、そのまま泣いてしまったほうがいいのです。

## あくびをすると、なぜ涙が出るのか

涙とは、感情が刺激されたときだけ流れるわけではありません。つまり、脳内機構が変わるような涙とは、違う涙もあります。たとえば、目にごみが入ったり、タマネギを切ったときの涙です。それは角膜が刺激されるためです。

角膜が刺激されると、「ごみが入った」「表面にタマネギの汁の化学物質がくっついた」という情報が三叉神経の感覚神経を介して涙の中枢にいき刺激します。そのために副交感神経が刺激され、「涙を出して洗いなさい」といった指令が出るのです。

副交感神経を介して出している点は、感情を刺激されて流す涙と同じですが、このような涙は脳全体には影響しないので、脳全体をリセットするという働きはありません。一つの反射の回路が活性化されただけで、脳全体は変わりません。

また、私たちは日常的に涙腺から少しずつ涙を流しています。それは目が乾燥しないようにしているからです。その量は非常に少なく、普通は涙腺から出て角膜の表面をうっすらと濡らして、鼻涙管に流れていきます。この場合には、量が少なく目からあふれることはありません。

また、あくびをしたときにも涙が出ます。あくびの涙の場合は、それよりも少し複雑です。

あくびという現象は、ストレス中枢である、視床下部の室傍核が刺激されて起こります。

そしてあくびが出ると、副交感神経の働きを介して、涙腺も興奮させ涙が出ます。

あくびの出る状況を考えると、朝、目覚めるときにあくびが出ます。眠っているときには副交感神経優位で、目が覚めると交感神経が優位になるわけで、その境界であくびが出るのです。あくびをすることによって、眠かったのが目覚める方向にシフトします。

また、深夜まで仕事をしていたり、長い時間、車の運転などをしていたりして、非常に疲れるとあくびが出ます。仕事や運転している状態は交感神経が非常に緊張しています。その緊張が保てなくなって、副交感神経にシフトして、休みたい、寝たいというときに出るのです。つまり、この状態は交感神経と副交感神経がせめぎ合っている状態です。

あくびをすると一時的に脳波は覚醒して、少し目覚めますが、すぐにまた意識が下がった状態に戻ってしまいます。一時的にといっても、ほんの十秒、二十秒です。そのため、すぐにまた眠くなるのです。

また、よく退屈するとあくびが出るといわれますが、それは何とか注意を持続させようとして交感神経を緊張させていたのが、その緊張が持続できずに大脳の働きが落ちて、自然に副交感神経に移行してしまうときに、あくびが出るのです。

ですから、あくびは交感神経と副交感神経の狭間《はざま》に出ます。そういう意味では、あくびをすること自体が、交感神経優位か副交感神経優位かのどちらであるとは言い切れません。あくびの涙は、交感神経から副交感神経にシフトする、副交感神経から交感神経にシフトするという、どちらの場合にも出ることになります。

## 共感の涙を流す土壌とは?

いわゆる、泣きやすい人と泣かない人がいます。ドラマや映画などを見て泣くのは、女性のほうが多いようです。一般に、女性のほうが泣きやすいのは性ホルモンの関係があるかもしれません。また、「男は泣くものではない」といった社会的な抑圧が男性のほうが強いことも関係しているかもしれません。

ですから、泣きやすい人のほうが、共感脳が活性化していて情緒性が高いとは一概にはいえません。それはその人の個人的な体験や想像力とも絡んでいるからです。

たとえば、ドラマや現実における他者の行動を見て、感動したり共感して、思わず涙が出たとします。そのとき、他者の気持ちを自分の感情に置き換えているのです。つまり、自分の感情と共有させているのです。

このように他人の気持ちを共有することができるのは、自分の中にいろいろな経験の蓄積があって、その場面に近い自分の感情と照合しているのです。つまり、照合する経験がたくさんある人ほど、泣きやすいことになります。年をとるほど涙もろくなるといわれますが、そうした人生経験の豊富さと関係があるのでしょう。

しかし、人生経験が豊富であっても、高齢で脳も老化していけば、感情が鈍くなることもあります。そのような場合は、年をとってかえって泣かなくなるということもあるのでしょう。

人によっては、高校野球の甲子園の入場行進を見ているだけで涙が出てくる人がいるそうです。おそらく、自分もかつて甲子園をめざしていたとか、それにまつわる、いろいろな経験がその人にはあるからなのでしょう。つまり、それも個人的体験との照合があるからです。

人生経験が豊富であっても、涙もろくない人もいます。それは想像力や感受性の違いなのでしょう。でも、想像力や感受性といったときにも、基本的には経験がもとになっているはずです。ただし、愛、別離、死などは、個人的経験を超えて、共通して人々の情感に強く訴えるものではないでしょうか。

私には、いまでも、そのテーマソングを聴くと、思わず涙が出てしまう映画があります。ビットリオ・デ・シーカ監督の『ひまわり』というイタリア映画です。この映画で描かれているのは、戦争で引き離されてしまう愛し合った夫婦の悲劇です。

愛し合って結婚したばかりの二人を、夫が兵隊にとられるという悲劇が襲います。夫は第二次世界大戦中、ソ連戦線に出征したまま消息を断ってしまいます。戦後、妻は行方不明になった夫を捜してソ連に行きます。夫はソ連で生き残っていたのですが、負傷して一時期記憶を喪失してしまい、介抱してくれた女性とその地で結婚して新たな生活をはじめていたのです。それを知って、妻は気丈にイタリアに戻っていきます。本来は幸せに生活できたはずですが、戦争が二人を引き離してしまったわけです。

私は、この映画のテーマソングを聴くと、条件反射的に涙が出てしまいます。音楽から、戦争で別れざるをえなかった、ソフィア・ローレンとマルチェロ・マストロヤンニ演じる夫婦の悲劇を思い起こして涙が出てしまうのです。

私には直接の戦争体験はありませんが、子どもの頃はまだ戦後の復興期で、親世代の身近な人たちから戦争の悲惨な経験などを聞くこともありました。私がこの映画に共感したのは、そんな経験が土台になっていたのはたしかでしょうが、愛し合う二人の別離ということでは、経験を超えて訴えるところがあったのかもしれません。

ですから、戦争の話などほとんど聞いたことのない若い人たちでも、あるいは、恋愛体験のない人であっても、この映画は泣けるものではないでしょうか。

個人の経験が土台にあるのはたしかですが、経験がなくても、愛する二人が引き離されたり、人が死ぬ場面を見て泣くというのは、人間が遺伝的に持っている共感脳があるとも考えられます。

## 普段からの人間関係が大切

これまでお話ししてきたように、時に思い切り泣くことは、ストレスを解消して、気分をリフレッシュするうえで、とてもよいことです。とくに効果的なのは、共感、感動の涙です。そのとき、共感脳がとても興奮し、活性化します。

そのためには、日頃から共感脳が機能するような生活を心がける必要があります。すでにお話ししたように、共感脳は前頭前野の内側前頭前野にありますから、前頭前野の働きを活発にするような生活をすることです。

人とコミュニケーションをとることが、前頭前野の働きを活発にするには欠くことができません。つまり、普段から人とのコミュニケーションを密にして、相手の気持ちが汲み取れるような生活を心がけることが必要です。日常的に人と親密なコミュニケーションをとっていれば、感情も自然に発露するのです。

問題なのは、あまり人とコミュニケーションをとることのない生活の人です。ひきこもって、パソコンやコンピューターゲームだけを相手にしていて、人と心の交流を持たない生活をしている人は、共感脳の働きがだんだんと萎えていくことになります。デスクワークばかりで、対人関係があまりない仕事でも、やはり共感脳の機能は落ちてしまいます。

これからの時代、問題になるのは、若者のひきこもりや、仕事をしていてもパソコンだけを一日中相手にするような生活、そして一人暮らしの老人の孤独な生活です。そのような生活を続けていると、脳が衰え、喜怒哀楽の感情もだんだんと硬直化し、涙も流せなくなってしまうでしょう。

人間はそもそも孤立しては生きられない、社会的な動物です。私たちは共感する脳を持っているからこそ、社会的な動物としてきちんと生きていくことができるのです。孤立した生活をしている人は、人と会うように心がけてください。

学校や会社などに通い、普通に社会生活を送っている人は、普段からさまざまな人間関係を持っているでしょう。その場合でも、ただ人と交わるだけではなく、周囲の人たちのことをよく観察して、相手の気持ちを推し量るように心がけてみてください。そうすれば、場の空気が読めない人にはならないはずです。また、人間関係がこじれてストレスになるということも、ある程度避けられると思います。

人間関係は一方でストレスのもとにもなるのですが、かといって、人間関係から遠ざかってしまうと、共感脳が衰えて、人の気持ちがわからない、誰とも共感できないということになりかねないのです。

人間関係だけでなく、映画、演劇、コンサート、美術など、芸術作品に触れて感動体験を重ねることも大切です。私たち人間には、涙を流すほど感動したり共感したりできる脳があるのです。

私たちが感性を磨き、情緒性を高め、普段から共感脳を活性化させるような生活をすることで、生き生きと充実した日々となるのです。

# 第6章 共感脳を活性化する生活

# 1　セロトニン神経の活性化——バランスのとれた心で生きる

## まず前頭前野を活性化する生活を

運動などをして身体の血流がよくなっても、脳の血流自体は一定だといわれています。身体を動かすと、心臓の働きが活発になって体中の血流が増えるわけです。しかし、脳の血流は他の部分と同じように増えるわけではなく、ほとんど変わらないということです。つまり、身体の他の部分の血流が増えたり減ったりしても、脳の血流はほとんど増えないというわけです。

東北大学の川島隆太教授が、音読や単純計算をすると前頭前野の血流が増えるという研究をしています。脳全体の血流はほとんど変わらなくても局所的には血流が増えるわけです。それは脳のある部分の神経活動が活発になるからです。それによって、認知症の高齢者が継続的に音読や単純計算などをすると、認知症が改善されるという成果も上がっているようです。

前頭前野全体の血流がよくなっているということは、記憶が改善されたり、ワーキングメモリーが上がる可能性があります。

人間の知的な機能、意欲や意志にかかわる機能、人間関係など、社会的な機能においては、前頭前野が大きな役割を担っています。前頭前野が壊れても、歩くことも、ご飯を食べることも、話すこともできます。しかし、学習や仕事ができなくなり、対人関係もうまくできなくなるのです。つまり、社会生活ができなくなってしまいます。

人間が人間らしい生活を送るうえで、いかに前頭前野が大きな役割を果たしているかおわかりだと思います。ですから、つねに前頭前野が活発に動くような生活を心がけることが大切だということになります。

すでにお話ししてきたように、私たちの研究から、ウォーキングなどのリズム運動をしても、内側前頭前野の血流がよくなるのは、明らかになっています。

リズム運動をすると、心臓からたくさん血液を送り出すようになります。そのとき、もっとも血流が盛んになるのは、動かしている筋肉です。脳の血流には、いまお話ししてきたように、制御が働いているのですが、それにもかかわらず、前頭前野、ことに内側前頭前野は血流がよくなります。それが共感脳の部分ですが、共感脳が活発に働くようになるわけです。

もちろん、ワーキングメモリーも大切ですし、意欲も大切です。しかし、人間性の中でいちばん大切なのは、この共感脳です。共感脳の部分の血流がよくなると、自己意識も調節できるようになり、他者理解がしっかりとしてきます。つまり、他者とのコミュニケーションがきちんととれるようになり、他者の気持ちがよくわかるようになるのです。ですから、共感脳を活性化することは、人間性を高めることにもなるのです。

共感脳がきちんと働いているからこそ、私たちは健康な社会生活を営むことができるのです。いくら頭がしっかりとしていても、共感脳が活性化していないと、人間らしい健康的な生活を営むことはできません。

## 「心の三原色」がバランスのよい状態

脳内物質については、すでにお話ししたように、ドーパミンとノルアドレナリンとセロトニンがバランスよく働き、前頭前野全体が活性化している状態がもっともよい状態です。それが「心の三原色」がバランスのよい状態であり、ひいては人間性のバランスがいい状態です。

ドーパミンに偏ると、自分の欲望に振り回されて自分の快楽だけを求めるといった生き方になります。いまの世の中は、ドーパミン神経が暴走して、自分の欲望だけが満たされれば、他人はどうでもいいという風潮のようです。それは、報酬だけを生きる価値基準にするような生き方につながります。

現代では、仕事ができる人であっても、ドーパミン神経だけに振り回され、共感脳が弱っている人が多いのではないでしょうか。そういう人は、他者を否定して「自分が自分が」という自己顕示欲だけで、他者のことなど理解もできないし、他者に対する思いやりを抱くこともできないでしょう。

自分の欲望を追い求めて挫折すると、今度はうつになったりします。そこにはドーパミン神経だけでなく、ノルアドレナリン神経もかかわってきます。ノルアドレナリン神経がうまくコントロールできないと、ストレスに押しつぶされてしまうことにもなります。結果的に人間関係を避けるようになったり、ひきこもりやうつになったりすることにもなりかねません。

ですから、ドーパミン神経やノルアドレナリン神経をうまくコントロールできないと困るのです。そのコントロールにセロトニン神経が関与しているわけです。セロトニン神経を活性化することが、共感脳の活性化と関係していることはすでにお話ししました。

それがリンクしているのですから、セロトニン神経を活性化する生活をしていれば、共感脳も活性化できるわけです。感情のコントロールができるようになり、「自分が自分が」という自己意識がコントロールされ、人とのコミュニケーションもきちんととることができるようになります。

他者の気持ちがよく読めるようになれば、ひいては他者の気持ちを尊重できるようになります。人に対して感謝の気持ちが起こり、素直に「ありがとう」と言えるようにもなります。他者を尊重し、感謝の気持ちが起こることは、ひいては自分が癒されることにもなるのです。

「情《なさけ》は人のためならず」という諺《ことわざ》がありますが、人のためにしていることは、結局は、自分の心の癒しになるのです。共感脳とセロトニン神経が同時に活性化すると、自然にそれが行なえるようになるのです。

## セロトニン神経を活性化する生活

さて、それでは共感脳を活性化する、セロトニン神経を活性化するには、どういう生活を心がければいいのでしょうか。

セロトニン神経を活性化する生活については、すでにいろいろな著書で書いているので重複することになりますが、ここでも簡単に紹介しておきましょう。

セロトニン神経を活性化するのは、太陽の光を浴びることとリズム運動をすることです。リズム運動は疲れない程度の五〜三十分程度が効果的です。ただし、運動するときには、集中することが大切です。ですから、散歩でもいいのですが、ゆっくりと歩いていると周囲の景色に気をとられ、どうしても気が散りやすいので、集中できるちょっときつい程度の軽いジョギングか速歩のほうが効果が上がります。昼間、太陽の光を浴びながら、ちょっと速足で三十分程度歩けばいいのです。

歩きすぎて疲労が残るようでは、セロトニン神経にとってはかえってマイナスです。三十分程度をメドにして、終わったあとに爽快感が残るようにしてください。「すっきりした気分」が、セロトニン神経が活性化された自覚症状です。

長時間やろうとするのではなく、短時間でいいので、毎日続けることが大切です。続けることで、セロトニン神経が活性化した状態が維持されるのです。忙しい人にとって、もっとも手軽なのは、朝の通勤時に毎日五分以上、少し速足で歩くようにするといったことです。

水泳などもリズム運動ですから、セロトニンを活性化させることはたしかです。近くのスポーツクラブなどのプールに通える方は、五分以上三十分程度までを目安にして、無理しない程度の速さで泳ぐことがセロトニン活性化にも、運動不足解消にもいいでしょう。しかし、ビジネスマンの方が日常的にプールなどに通うのは難しいでしょうから、まずは歩くことをお勧めします。

外に出るのが億劫だという高齢者の方などは、家の中でその場で足踏みするだけでもいいのです。場所もとらず、やろうと思えば、すぐにその場でできます。その場合、多少負荷をかけるために、膝を高く上げるようにしてください。また、テレビを見るなど他のことに気をとられずに、やっているときには、それに集中してください。

同時に足腰も衰えないようにするという点では、スクワットがよいでしょう。

女優の森光子さんが舞台で活躍できる体力を維持するために、毎日スクワットをやっているというのは有名です。スクワットはもちろん体力維持に効果がありますが、リズム運動なのでセロトニン活性化の効果もあります。

筋力トレーニングのように深く腰を落とす必要はありませんし、何百回もやる必要もありません。体力に応じて、五分程度続けられるような角度でゆっくりとリズミカルに繰り返せばいいのです。それでセロトニン神経活性化のためには十分ですし、体力維持にも効果があるはずです。

意識的に腹筋を使って呼吸を繰り返す呼吸法も、リズム運動になります。たとえば、坐禅の形で座って呼吸法をするのは、セロトニン神経の活性化には効果的です。しかし、本格的にやるのは、なかなか難しいものです。

素人ができる簡単な呼吸法としては、まず吐く息を長くすることに注意を払い、頭の中で呼吸の数を数えれば自然に呼吸に集中できます。坐禅を組んだりしなくても、形にとらわれず、オフィスで椅子に座ったまま、あるいは通勤途中の電車で立ったまま、手軽にできるはずです。

音読も効果的です。呼吸法に思えないかもしれませんが、音読しているときには、息を吐いているので、呼吸法の一つになります。音読しても意味を考えてしまうと、呼吸に集中できないので、セロトニン神経があまり活性化しません。たとえば、「南無妙法蓮華経」「南無阿弥陀仏」など念仏を唱えたり、意味がわからない英語を音読するのがよいのです。

もっとも手軽なのは、チューインガムを噛むことです。咀嚼《そしゃく》はリズム運動なので、セロトニン活性化のためには効果的です。ですから、食事のときによく噛むのは、消化のためだけでなく、セロトニン神経にとっても効果があるのです。

セロトニン神経活性化のためには、基本的にはリズム運動であれば、どのようなことでもいいのです。集中した状態で五分以上続けてやれば、セロトニン神経活性化につながります。

## 生活習慣として継続するのがいちばん大切

セロトニン神経を活性化するためには、短時間でも続けることが大事です。

ただし、日頃からストレスが強く、セロトニン神経を弱らせている人であれば、一週間や十日では効果があまり期待できません。最低三ヵ月は続けてみてください。

遺伝子の働きが変わるには、三ヵ月程度かかります。セロトニンに関係する遺伝子が変わるにも、その程度はかかるのです。セロトニン活性化によい生活をはじめたからといって、いきなり効果が上がるとは期待しないでください。はじめの間は、あまり効果がないどころか、落ちることもあります。続けることで効果が出てきます。さらには、それを中断しないようにすることが大切です。

三ヵ月以上続ければ、セロトニン神経は高いレベルで維持されるようになります。しかし、また前の生活に戻ってしまうと、セロトニン神経の働きは落ちて元に戻ってしまいます。生活習慣としてやり続けることで、活性化を維持することができるのです。

自分でできる手軽な方法でいいのです。ほんの五分でいいのですが、日常的となると、よほど意識しない限り、意外とできないものです。生活の中に自然に取り入れるようにすることが長続きするコツです。たとえば、朝の通勤時に家から駅までの五～十分を多少速足で歩く、昼食後に会社の周囲を歩くといったことでいいのです。

## お坊さんの生活を見習う

セロトニン神経と共感脳を活性化する生活習慣をしているのが、現代ではお坊さんの生活ではないでしょうか。

一般に、お坊さんは早起きです。太陽が出る頃には起きて、坐禅や読経などの行で一日がはじまります。早朝に起きることがまずセロトニン神経を活性化させますし、坐禅や読経は呼吸法がリズム運動になっていて、セロトニン神経をさらに活性化させます。

きちんと修行しているお坊さんは気持ちの切り替えもうまく、感情のコントロールもできていて、他者についての理解も深く、人に対する情もあるものです。世の中のために生きるというモラルも持っています。

まさに共感脳が活性化している生き方といえるのではないでしょうか。共感脳が活性化された究極の状態は、ある意味で宗教的な生き方につながるのかもしれません。

もちろん、私たちは宗教家ではないのですから、お坊さんのような生活をする必要はありませんが、できるところは見習ってもいいのではないでしょうか。

## 2 共感性と癒しのある生活

### 人のためにやることが自分のためになる

ことに日頃ストレスが多い生活を送っている現代人にとって、大切なことは、嫌な気分を引きずらない、気持ちをすっきりと切り替える能力です。第4章でお話ししたように、セロトニン神経が活性化され、それとともに共感脳が活性化していれば、気持ちの切り替えもできるようになります。自分の脳をその状態においておくのも大切ですが、それだけでは、やはり十分ではないのです。

気持ちの切り替えがもっともできるのは、人との付き合いです。人間関係はストレスにもなりますが、逆に、大きな癒しにもなるものです。ですから、人とどのようにかかわって生活していくかが、大きな問題です。

利己的な生き方は、結局は自分に跳ね返ってきて、自分を傷つけるのではないでしょうか。人間関係がうまくいっているときには、脳も元気です。逆に、人間関係がうまくいかないと、うつになるなど、脳も活力を失います。

それはすでにお話ししてきたように、脳内物質ともかかわります。遺伝的な要素など脳内物資に原因がある場合もありますが、一般には、人間関係がうまくいかないとだんだん元気がなくなるというように、現実生活とリンクして生じるものです。

そのときにセロトニンを活性化している生活をしていれば、ストレスに対する耐性も備わっているはずです。

いずれにせよ、日頃から人間関係を友好的にするように努力することが必要なのでしょう。

たとえば、いま団塊の世代が大量に退職する時期を迎えて、リタイア後の生活をどう送るかが問題になっています。退職後、何に生きがいを見出したらいいかというカベにぶつかるというわけです。

そのときに、自分のことだけを考えて、お金のことばかり心配したり、趣味を持たなければいけないと焦るよりも、人のために生きることを考えたら、豊かな老後を送ることができるのではないかと思います。つまり、共感脳を鍛えて、人のために生きるということが一つのヒントになります。

ボランティアというと人のためにやるように思うかもしれませんが、むしろ、人の役に立つことをすることによって、自分が幸せになる、自分のためにやると考えればいいのです。そうした発想さえあれば、あまり自分のためだけに汲々《きゅうきゅう》としないですむのではないでしょうか。

それは昔から日本人がやってきた生活です。年をとって仕事をリタイアしたご隠居は、子どものため、孫のため、ご近所のために役に立つことをして、人が喜ぶのを見ることを生きがいにしているのです。

といっても、大上段に振りかざして、「ボランティアをしなければ」と思う必要はないのです。自分の家族のため、近所の人のためにちょっと自分ができることをするといった発想でいいのです。それが自分の喜びとして自分に返ってくるのです。

人とコミュニケーションをとって、人のためにちょっとしたことでも一生懸命にやることで、共感脳が活性化され、そして自分が癒されるのです。

## 見返りのない無償の行為の大切さ

たまに「私は人のために、こんなに尽くしている」と誇示する人がいます。そういう人は、「私はこんなに尽くしたのに、相手は感謝の気持ちを持たない」といった不満を抱えがちです。

たしかに普通、自分が忙しい時間をやりくりして、相手のために骨を折ったり、お金を出してやったりしたのに、相手から「ありがとう」の一言もなければ、腹が立つものです。たとえ相手からの見返りを求めていなかったとしても、まったく無視されたとしたら、ストレスにもなるかもしれません。

私たちが人のために何かをやる場合、気持ちのどこかで、相手から認められたり、感謝されたりするのを期待しているところがあります。感謝されないと、「もう二度と、こいつのために何かをしてやるものか」などと思ったりします。それが普通の人間なのでしょう。

相手から何らかの援助を受ければ、「ありがとう」という感謝の気持ちを表わすことは礼儀です。しかし、そうした礼儀を知らない、共感脳の未熟な人も多くいるのです。

そういう人たちに対して、怒ったり嘆いたりするのは、かえって自分を傷つけることになりかねません。

ボランティアなど、人のために尽くそうとするのであれば、はじめから見返りを求めないことです。人のためにやることが、自分の満足のためだと割り切ればいいのです。

お坊さんが托鉢《たくはつ》をしていて、人から施《ほどこ》しを受けると感動するということを聞いたことがあります。自分が働かないにもかかわらず、人が寄ってきて喜捨《きしゃ》してくれるわけです。それは涙が出るほどうれしいことだというのです。あまり期待していないから、喜びも大きいのでしょう。

しかし、喜捨するほうは、それほど特別なことをしているとは思わないでしょう。ちょっとした習慣でそうしただけかもしれませんし、何かうれしいことがあって、そこにお坊さんがいたので、喜捨しただけかもしれません。別にお坊さんに感謝されたくてやるのではありません。

人に何かをする場合には、そんなふうに自然にできればいいのです。また逆に、してもらう側は、お坊さんのように期待せずにいれば、たとえ無視されても恨むことはないでしょうし、もし手助けしてくれれば、とてもうれしいのではないでしょうか。それがお互い、本来の無償の行為のやりとりだと思います。

無償の行為といえば、親が子どもを育てるのは本来、見返りなど求めないものでしょう。親は別に子どもから「育ててくれてありがとう」などと言われたいために育てるわけではありません。そういう親の姿を見て育った子どもが、また自分の子どもを一生懸命に育てるのです。そして、自分が子育ての苦労を体験することで、初めて親の苦労を知り、親への感謝の気持ちも抱くようになるものです。人に何かをするということは、本来は、親と子どもの関係のように、無償の行為がいいのでしょう。

ビジネスなど現実の人間関係では、ギブ・アンド・テークが基本です。「してやったのに」と不満を抱くのは、そのようなギブ・アンド・テークをビジネス以外の人間関係にも当てはめるからではないでしょうか。だから、人に何かしたら感謝されるのが当たり前だと思ってしまうのです。

たしかに、対等な人間関係では、ギブ・アンド・テークが基本ではあるのですが、人と人との共感性というのは、見返りのないものもまた受け入れることなのではないでしょうか。

そして、そのことが私たちの共感脳を活性化することになるのだと思います。

## お互いに癒し効果があるグルーミング

私たち人間は、お互いの存在で、お互いに癒し合っているところがあるのです。

そこで、注目したいのはグルーミング行為です。グルーミングとは、毛づくろいすることです。親ザルが子ザルの毛づくろいをしてやるように、あるいは、オスとメスで毛づくろいし合うように、お互いに触れ合うのがいいのです。このようにやさしく触れ合うことは大切なコミュニケーションになっていて、それだけでお互いに気持ちがよくなり、セロトニンが増え、ストレスが発散されるのです。

グルーミング効果ということでは、タッピング・タッチという手法があります。タッピング・タッチは、心理学者の中川一郎氏が開発したものです。いま、私は彼と共同研究しています。中川氏は、アメリカで三十年ぐらい臨床心理の仕事に携わり、日本に帰ってきました。そうした臨床の現場から、タッピング・タッチという手法が考案されました。

タッピング・タッチとは、だいたい一秒に一回ぐらい、左右交互に手の指の腹の部分で背中から順番に体中をタッチしていく方法です。そうすることで、セロトニンが活性化して、だんだん気持ちよくなり、眠くなり、安らぐというのです。

中川氏は、二〇〇七年の新潟県中越沖地震で被害にあったお年寄りや、東南アジアのエイズ患者などに、ボランティアでタッピング・タッチを教えています。それだけで、その人たちのトラウマやストレスを軽くするというのです。

タッピング・タッチは自分で自分にすることもできますが、人にやってもらうほうが、お互いのコミュニケーションにもなり、癒し効果も高いのです。

最近は男女が少しでも触れ合うと、セクシャルハラスメントなどと言われそうですが、本来、男女が軽く触れ合うことは、グルーミング効果があるのです。いまは人と、肌と肌を接触するのを嫌がる傾向がありますが、信頼関係がある人同士、たとえば親子や親しい友人などの間では、もっとスキンシップをはかるようにしたほうがいいのかもしれません。

## 無防備な関係は癒しにつながる――温泉の効用

気のおけない仲間同士で一緒にお酒を飲んで憂《う》さを晴らすのも、女性同士がお茶しながらおしゃべりをするのも、一種のグルーミング行為といえます。また、夫婦が今日あったことをただしゃべるのも、グルーミングになっているのでしょう。

また、スポーツクラブの風呂や銭湯、温泉など、大勢の人と一緒にお風呂やサウナに入ることもグルーミング効果があるのではないでしょうか。私も週末にアスレチッククラブに通っていますが、人とおしゃべりなどしなくても、裸になって一緒にお風呂に入るだけで、自宅で一人でお風呂に入るよりもリラックスして疲れがとれるのはたしかです。

お風呂に入ることで、セロトニン神経が活性化するかどうかは調べたわけではありませんが、身体が温まり、血流がよくなるので、その可能性もあるのかもしれません。

温まるとリラックスするということでは、遠赤外線のシートを敷いたときに、人間にどのような影響があるかを調べたことがあります。そのときには、血小板から出た血漿中のセロトニンが増えて、被験者は眠くなり、結果としてはリラックス効果がありました。セロトニンが脳に入っていくのかどうかはわかりませんが、セロトニンが血液中に増えれば、メラトニン（睡眠を促進するホルモン）はセロトニンが原料でつくられますから、メラトニンによる眠気とリラックス効果という相乗作用があるのかもしれません。

お風呂に入って温まるとよく眠れるというのは、それによってメラトニンの合成を助けているという可能性があります。

温泉やスポーツクラブなどの風呂に入ると、自宅の風呂よりもリラックスして疲れがとれるというのも、無防備な姿で人と場を共有すること自体に効果があるのでしょう。正直に心の中を見せることを「裸の付き合い」と言いますが、まさに文字通り、裸で付き合うことで共感脳が働いているのかもしれません。

そう考えると、時に無防備になれる関係を持つことは、癒しにつながり、私たちの共感脳を活性化するには大切なのでしょう。

## 泣ける映画を一緒に見ることで癒し効果を

泣くことの効用については、前章でお話ししてきた通りです。生活の中で、折に触れて涙を流すことは、ストレス解消、癒しにもなるのです。

ところが、日本では大人になると、人前で涙を見せることは恥ととらえて、こらえようとします。葬儀などでも、親族が気丈に涙をこらえているほうが、立派な姿だととらえられます。たしかに、多くの弔問客が来ているときに親族が泣いてばかりいては気を遣わせるかもしれません。

弔問客が帰って親族だけになったら、亡くなった人のことを偲《しの》びながら、みんなで泣けばいいのです。それならば、誰にも迷惑をかけません。泣くことによってマイナスメッセージを受ける人がいないのですから、そういう場ではみんなで泣けばいいのです。

それでは、日常的な生活場で泣きの効用を、どう取り入れるかです。

ある中年の方は、仏壇に亡くなったお母さんの位牌《いはい》を祀《まつ》ってあるそうですが、週末には、少しお酒を飲みながら、仏壇のお母さんに向かって、いろいろとグチを語るのだそうです。するとと自然に涙が出てくるそうです。それを儀式のようにしてやると、一週間の疲れが全部とれると言っています。

このように一人で泣くのであれば、誰にも迷惑はかけずに、ストレスを緩和して、リラックスすることができます。旦那さんや奥さんを相手に、グチをこぼせば相手から嫌がられますが、死んだ相手であれば問題はないわけです。

さらに効果があるのは、仲間同士で一緒に泣くことです。早稲田大学のラグビー部では、試合の前にロッカー室で選手たちが涙を流すそうです。四年生の引退試合の前など、キャプテンが一人ひとりに語りかけて、四年間、みんなで苦労してきた話などをすると、みんなが男泣きをするそうです。つまり、キャプテンなり監督なりがそういう状況をつくって、みんなでおいおい泣く。そして、それが終わると、ワーッと試合に臨むのです。それは緊張を緩和すると同時に、団結力を高める効果があるのです。

また、ある会社では、みんなで週末に大きい画面で感動の映画を観て一緒に泣くといいます。すると泣いた結果、ストレス緩和とともに連帯感が生まれ、仲間意識が強くなるそうです。

少し前のことですが、中国で「泣きバー」というのが繁盛していると報道されたことがあります。これもストレス解消として、活用されている例かもしれません。

一緒にお酒を飲んで、わいわいとストレスを緩和するのも悪くはありませんが、感動する映画やドラマを観て、みんなでしっとりと泣くことも、時には効果的です。ストレスを解消するだけでなく、新たに気持ちを共有して連帯感を高めることができれば、さらに効果も大きいといえるでしょう。

このようにみんなで一緒に泣く場をつくるのも一つの方法です。

## ペットや自然に癒されるということ

共感の基本はあくまでも人間対人間ですが、ペットなど動物との共感、さらには自然に対する共感ということもあるでしょう。

人間がペットに癒されることもあるのです。ペットをかわいがればペットもそれに応えて、飼い主になつき、飼い主の言うことをきくようになります。それも共感といえるものです。

ペットに対して、まるで自分の子どものようにかわいがる人がいますが、人間同士の共感の代替行為という面もあり、それも大切なことです。動物が人間の感情をどこまできめ細かく察知できるかわかりません。しかし、たとえば近づいてきた人間が、自分をかわいいと感じて撫でようとしているのか、逆に敵意を持って危害を加えようとしているのか、動物は敏感に察知するものです。

イヌなどは、手つき、声かけなどで、飼い主がやさしくしてくれることを感じます。それはイヌにとって気持ちがいいことです。同時に、イヌを撫でる飼い主の側も癒されるのです。

もちろん、人間同士の共感性のようにはいきませんが、動物などもこちらから働きかければ、その感情に応えてくれます。

その意味では、ペットをかわいがる行為も、共感脳を鍛えることになるのです。

自然の場合はこちらから近づいても、人間同士や動物のように、相手が反応してくれるわけではありません。それでも、美しい自然を見れば心が動きます。たとえば景色や花などを見て、「何て美しいのだろう」と感動することも、共感脳が活性化して、癒しの効果はあるのです。

画家であれば、美しい自然を見て心を動かし、それを自分なりに絵として表現したいと思うでしょう。ゴッホが一面に咲き誇るヒマワリを見て、それを描いたときには、とても興奮し喜びに満ちあふれていたのではないでしょうか。

同じような景色を見ても、人によっては、それほど心を動かさないかもしれません。それは、人間同士の共感性が高いかどうかとは別の次元で、自然に対する感受性が強いかどうかの違いだと思います。人間嫌いで、自然や動物、虫などを好む人もいます。人それぞれなのです。

ゴッホなどは人間に対する共感性を発露させるのがうまくなかったのかもしれません。しかし、そういう人が人を感動させるような絵を描いたりすることもあるわけです。

ストレスを抱えやすい現代社会で生きていく中で、私たちは知らず知らずのうちに、共感脳の機能を低下させているのではないでしょうか。その結果、ひきこもり、人と交われない、人の気持ちがわからない、自分の子どもをかわいがることができない、場の空気を読むことができないなど、さまざまな問題を生じさせているのです。

以上、お話ししてきたように、共感脳を活性化することで、人間関係力を高めていくことができます。そして、そのことは人との関係を円滑にするだけでなく、自らの気持ちの切り替え、感情のコントロールがうまくできるようになることにもつながります。そして、それが自分にとって癒しにもつながるのです。

私たちには本来、共感脳が備わっているのですから、ぜひそれを衰えさせず、さらに活性化して人間らしい豊かな生活を送っていただきたいと思います。

## あとがき

今年のWBC（ワールド・ベースボール・クラシック）では、「侍ジャパン」が大活躍をして世界一になった。先の北京オリンピックでは、「星野ジャパン」が惨敗を喫した。侍ジャパンと星野ジャパンの違いは、本書で取り上げた「共感力」の差ではないだろうか。

侍《さむらい》は江戸時代まで日本に実在した人々である。明治維新になって侍が消え、同時に、侍魂《だましい》も人々の心から次第に消えていった。侍魂とは滅私と奉公であろう。自己よりも、公のために、命を賭けて戦う精神である。この侍魂が、明治維新以来、次第に消えていった。代わって西洋から導入された思想は、個人主義と能力主義、そして何でもお金に換算する考え方であろう。自己を積極的にアピールし、自己の能力をトップの人間に認めてもらい、ご褒美である報酬をたくさん獲得できるかどうか、に基本的な価値基準がある。

この考え方は、スポーツの世界だけではなく、あらゆるジャンルに浸透している。「星野ジャパン」では、各選手は監督に自己の能力をアピールし、世界一という夢を実現するために、最大限の努力をした。このときの選手達の心には、個人主義と能力主義で夢を実現する考え方があった、と思われる。この発想は、現代社会では当たり前であり、別に非難されるものではない。ところが、この発想で戦った結果、星野ジャパンは負けたのではないか、と私は思う。

一方、侍ジャパンは侍魂で戦って世界一になったといえる。祝賀会のシャンパン・シャワーでは、原監督が「君たちは立派な侍になった」と声高に挨拶した。この侍という言葉に込められた思いは、私には、本書で解説してきた「共感脳」につながるものと思われる。

共感は自己と他者があって初めて成り立つものである。そもそも、人間は社会的な生き物であり、一人では生きていけない。そこで、うまく生きていくために共感脳が備わっているいると考えられる。その働きは、非言語によるコミュニケーションであり、他者の心を言葉ではなく、相手の表情や態度から直感的に読み取る能力である。

侍魂には、「腹《はら》が坐る」とか、「肝《きも》が太い」と表現されるように、非言語による心の伝達能力を重要視するところがある。西洋思想では、言語による自己主張が重要視されるのと質的な違いがある。

そして、天才プレーヤーであるイチローが、不振で苦悩する姿を他の日本の選手達が見ていて、彼らの心の中に侍魂が蘇ったと想像される。日本の連覇という大目標に向かって、個人の利害や損得を捨てて、一丸となって戦う姿勢が貫かれた。それだけではなく、六ムランを打って日本の勝利に大きく貢献した村田修一選手が、肉離れで戦線を離脱したとき、その顔には無念さよりも、国のために貢献できたという満足感と晴れやかさが見てとれた。これも、滅私と奉公の侍魂ということができるだろう。

野球発祥の地である米国は、メジャーリーガーの大物をずらりと揃えてきたが勝てなかった。各選手の能力は日本よりも上だったかもしれない。チームワークを築くのに時間が十分でなかったともいわれる。しかし私には、日本とアメリカの違いは、侍魂を持っていたか否かであると思われる。個人主義、能力主義、何でもお金に換算する世界では、不調のイチローをスタメンで起用し続けたことや、怪我の村田の晴れやかな態度は不可解であっただろう。しかし、私たち日本人は侍魂を知っているので、十分に理解できる。

私たちの心の奥底には、禅や能の精神が息づいている。侍魂は禅や能と不可分である。己を捨て、人のために生きる心（滅私と奉公）が自然に身についている。野球の世界では、犠牲フライや犠牲バンドなど、戦略として自己を犠牲にすることがある。しかし、侍魂では戦略ではなく、人の心のあり方として、自己犠牲（滅私）の精神が入っている。この心を担うのが前頭前野の共感脳である。

前頭前野は、人間でもっとも発達した脳である。その機能は、人間性そのものにかかわっている。共感脳は前頭前野の中心部に位置する。この共感脳をフル稼働させると、侍魂が育まれると考えられる。自我を尊重し、個人の能力をお金で換算する世界とは無縁である。滅私（無我）と社会のために働いて満足を感じる世界なのだ。

この侍魂は、過去の日本にはしっかりと息づいていた。いま、私たち日本人が忘れかけている侍魂を、再び復活させるために、共感脳を科学的に理解することをお勧めする。

共感脳への理解を深めることで、侍魂のような共感力が、日本固有のものではなく、人間であれば誰もが持つ心であることを知るだろう。また、共感脳は野球に限らず、あらゆる人間の営みに有用であることを悟るであろう。

最後に、本書の発刊にあたり、企画にご尽力いただいた阿達真寿氏、および編集をご担当いただいた荒井敏由紀氏に心より感謝申し上げる。

二〇〇九年四月

有田秀穂

PHP新書
PHP INTERFACE
http://www.php.co.jp/

有田秀穂[ありた・ひでほ]

1948年東京生まれ。東邦大学医学部統合生理学教授。セロトニン道場代表。東京大学医学部卒業後、東海大学医学部で臨床、筑波大学基礎医学系で脳神経の基礎研究に従事する。その間、ニューヨーク州立大学医学部に留学。

主な著書に、『セロトニン欠乏脳』(NHK生活人新書)、『禅と脳』(玄侑宗久氏との共著・大和書房)、『呼吸の事典』(朝倉書店)、『呼吸を変えれば「うつ」はよくなる!』(PHP研究所)、『ウォーキングセラピー』(かんき出版)、『脳からストレスを消す技術』(サンマーク出版)など多数。

# 共感する脳

## 他人の気持ちが読めなくなった現代人

PHP新書599

二〇〇九年六月一日 第一版第一刷

著者――有田秀穂
発行者――江口克彦
発行所――PHP研究所
東京本部――〒102-8331 千代田区三番町3-10
新書出版部 ☎03-3239-6298(編集)
普及一部 ☎03-3239-6233(販売)
京都本部――〒601-8411 京都市南区西九条北ノ内町11
組版――有限会社エヴリ・シンク
装幀者――芦澤泰偉+児崎雅淑
印刷所
製本所――図書印刷株式会社



ISBN978-4-569-70831-7

# ＰＨＰ新書刊行にあたって

「繁栄を通じて平和と幸福を」（PEACE and HAPPINESS through PROSPERITY）の願いのもと、ＰＨＰ研究所が創設されて今年で五十周年を迎えます。その歩みは、日本人が先の戦争を乗り越え、並々ならぬ努力を続けて、今日の繁栄を築き上げてきた軌跡に重なります。

しかし、平和で豊かな生活を手にした現在、多くの日本人は、自分が何のために生きているのか、どのように生きていきたいのかを、見失いつつあるように思われます。そして、その間にも、日本国内や世界のみならず地球規模での大きな変化が日々生起し、解決すべき問題となって私たちのもとに押し寄せてきます。

このような時代に人生の確かな価値を見出し、生きる喜びに満ちあふれた社会を実現するために、いま何が求められているのでしょうか。それは、先達が培ってきた知恵を紡ぎ直すこと、その上で自分たち一人一人がおかれた現実と進むべき未来について丹念に考えていくこと以外にはありません。

その営みは、単なる知識に終わらない深い思索へ、そしてよく生きるための哲学への旅でもあります。弊所が創設五十周年を迎えましたのを機に、ＰＨＰ新書を創刊し、この新たな旅を読者と共に歩んでいきたいと思っています。多くの読者の共感と支援を心よりお願いいたします。

一九九六年十月

**ＰＨＰ研究所**

561 日本人はなぜ環境問題にだまされるのか　武田邦彦
569 高齢者医療難民　吉岡 充／村上正泰
570 地球の目線　竹村真一
577 読まない力　養老孟司
586 理系バカと文系バカ　竹内 薫［著］／嵯峨野功一［構成］

［心理・精神医学］

053 カウンセリング心理学入門　國分康孝
065 社会的ひきこもり　斎藤 環
101 子どもの脳が危ない　福島 章
103 生きていくことの意味　諸富祥彦
111 「うつ」を治す　大野 裕
164 自閉症の子どもたち　酒木 保
171 学ぶ意欲の心理学　市川伸一
196 〈自己愛〉と〈依存〉の精神分析　和田秀樹
304 パーソナリティ障害　岡田尊司
364 子どもの「心の病」を知る　岡田尊司
374 現代殺人論　作田 明
381 言いたいことが言えない人　加藤諦三
441 困った上司、はた迷惑な部下　矢幡 洋
453 だれにでも「いい顔」をしてしまう人　加藤諦三
487 なぜ自信が持てないのか　根本橘夫
534 「私はうつ」と言いたがる人たち　香山リカ
550 「うつ」になりやすい人　加藤諦三
562 もしかして自閉症？　矢幡 洋
574 心はなぜ不自由なのか　浜田寿美男
583 だましの手口　西田公昭

［医療・健康］

336 心の病は食事で治す　生田 哲
392 病気知らずのビタミン学　生田 哲
401 「脳力」をのばす！ 快適睡眠術　吉田たかよし
416 家族のための〈認知症〉入門　中島健二
436 高次脳機能障害　橋本圭司
456 インフォドラッグ 子どもの脳をあやつる情報　生田 哲
498 「まじめ」をやめれば病気にならない　安保 徹
499 空腹力　石原結實
533 心と体の不調は「歯」が原因だった！　丸橋 賢
551 体温力　石原結實
552 食べ物を変えれば脳が変わる　生田 哲